老年人家庭卫生服务需求及健康老龄化研究

安　康　蒋玉立　付强强　著

张　乐　主　审

山东大学出版社

图书在版编目(CIP)数据

老年人家庭卫生服务需求及健康老龄化研究/安康,
蒋玉立,付强强著. —济南:山东大学出版社,2018.12
ISBN 978-7-5607-6273-9

Ⅰ. ①老… Ⅱ. ①安… ②蒋… ③付… Ⅲ. ①老年人
－卫生服务－研究 Ⅳ. ①R197.1

中国版本图书馆 CIP 数据核字(2018)第 289688 号

责任编辑:毕文霞
封面设计:张 荔

出版发行:山东大学出版社
　　　　　社　　址　山东省济南市山大南路 20 号
　　　　　邮　　编　250100
　　　　　电　　话　市场部(0531)88363008
经　　销:新华书店
印　　刷:山东和平商务有限公司
规　　格:720 毫米×1000 毫米　1/16
　　　　　14.5 印张　266 千字
版　　次:2018 年 12 月第 1 版
印　　次:2018 年 12 月第 1 次印刷
定　　价:35.00 元

前　言

与"边富边老"和"先富后老"的发达国家不同,我国在刚迈入老龄化社会时处于"未富先老"状态,而在 2026 年老龄社会到来之际,我国凭借现有的经济发展趋势也难以达到"富有"的水平,即人口老龄化进程超前于经济发展进程,这使我国面临的风险、挑战更为严峻。

健康是保障老年人独立自主和参与社会的重要基础。推进健康老龄化是建设健康中国的重要组成部分,也是积极应对人口老龄化的长久之计。实现和推进健康老龄化、积极老龄化是我国应对老龄化高速发展态势的必由之路。应科学看待人口老龄化的发展过程,全面建立有利于老年健康事业发展的政策体系,全面开发人力资源,推动医养结合,推进长期照护保险和服务体系建设,构建老年友好环境,使老年人及其家庭能够享有更高的生活质量,促进代际关系的和谐,努力实现老龄化背景下的可持续发展。

我国政府近年来已经越来越重视老龄化问题。2017 年 3 月,原国家卫计委等 13 个部门联合印发了《"十三五"健康老龄化规划》,推进实现健康中国的战略目标。

在此背景下,本书除介绍了健康老龄化的相关理论外,重点分析了老年人的生存质量、孤独感、心理健康状况、心理弹性、自我效能感、自理能力以及健康需求。但由于作者能力所限,书中难免有疏漏之处,望请谅解。

作　者

2018 年 6 月于山东第一医科大学

目　录

第一章　健康老龄化理论基础

随着人口老龄化加速，人们在寻找面对老龄化带来挑战的应对方法，其中健康老龄化是关键之一。本章主要对健康老龄化的相关理论进行简单介绍。

第一节　健康老龄化的内涵与价值

一、健康老龄化的内涵

从生物学角度看老龄化，一个人的衰老与分子及细胞水平多种损伤的积累有关，逐渐积累的损失也慢慢地造成人体机体生理储备下降，发生各种疾病的风险升高，并且导致人体内在的能力降低，最后是失能和死亡。

对健康的理解，由于人们所处时代、环境和条件的不同，其认识也不尽相同。尽管于 1948 年世界卫生组织（WHO）在《组织法》中就给健康下了一个比较完整的定义，指出"健康是躯体、心理和社会适应的完好状态，而不仅是没有疾病和虚弱"，且在书本上也常强调这个整体的现代健康观。但是，很多人往往一谈到健康，便从消极负面的角度，把有无疾病视为健康的判断标准，把健康单纯地理解为"无伤、无病、无残"。现在收集的人群健康的指标，往往也用发病率、患病率和死亡率的高低来反映健康状况和水平。随着人类文明的进展，人们对健康与疾病的认识逐步深化。1986 年，世界卫生组织在其发表的《健康促进渥太华宪章》中，对健康的定义提出了新的认识，强调："要实现躯体、心理和社会适应的完好状态，人们必须要有能力来识别和实现愿望、满足需求以及改善或适应环境。因此，健康是日常生活的资源，而不是生活的目标。健康是一个积极的概念，它不仅是个人身体素质的体现，也是社会和个人的资源。"好的健康可以使人们完成日常生活和工作所需要的活动，从而使人们的每个阶段经历丰富多彩的生活,并随着时间的推移,在日复一日的人生经历中积极地扮演不同生命阶段所需要的角色。在这一过程中,是否对生活满意,是否快乐和幸福,则是判断健康的主观感受,即幸福感;反过来,幸福感又会激发健康潜能,让人们更积极地实现愿望和满足需求。

因此,用积极健康观来认识健康老龄化,不仅是追求在衰老过程没有病,更强调一个人能否在需要的时候能动用体力和脑力全部的潜能,即内在能力来满足生活需求。

2015 年,世界卫生组织在《关于老龄化与健康的全球报告》中应用积极健康观给健康老龄化下了定义,指出健康老龄化是一个发展和维护老年健康生活所需的功能发挥的过程。这功能能否真正发挥出来满足自己的需求,既取决于个人能做什么(内在功能),还取决于外部的环境是否会支持个人去做想做的事情。当环境中影响做这事情的障碍很小且有足够的资源支持,个人才能真正实现自己想做的事。根据健康老龄化的定义,影响一个人发展和维护其健康生活所需功能发挥的因素,既包括了一个人的内在能力,也包括发挥这能力的外在环境。目前一般用日常生活能力量表来评估内在能力,但这还不够,还需要评估外在的环境,这样才能更全面地了解健康老龄化的影响因素,为促进健康老龄化提供科学依据。因此,世界卫生组织指出,健康老龄化不能仅由机能或健康的某一水平或阈值来界定,而是定义为一个因每个老龄个体而具体不同的过程,因为每个个体的轨迹都会受到不同经历的影响随时发生变化。举例来说,对于患有老年痴呆或心脏病的老年人,若能有可负担的医疗卫生服务帮助改善他们的能力,或能从周围环境获得支持,其健康老龄化轨迹就能得到相应的改善。

以积极健康观来定义健康老龄化,其公共卫生的意义是:促进健康老龄化的干预措施可以有很多着手点,但共同的目标是尽可能改善功能发挥。这可以通过两种方式达成:一是增强和维护内在能力;二是改善环境,使机能衰减的个体能够尽最大的努力发挥其功能,做其认为重要的事情,满足其生活的需求。

二、健康老龄化的价值

我国的医疗费用很大一部分用在老年人身上,如上海每位市民一生中68.6%的医疗费用发生在 65 岁以后,41%的医疗费用发生在 65～84 岁,死前 1 个月的住院费用占临终两年总费用的 38%。但是,这并不说明年龄越大,医疗费用越高,年龄与医疗费用的关系存在一个不相干事实。事实是接近死亡时间是影响医疗费用的主要因素,而不是年龄。距离死亡时间越近,发生医疗费用的概率越大,发生的费用越高。由于到终末期医疗费用一生只有一次,且老年人发生死亡的概率大，从而造成老龄化推高医疗费用的假象。根据魏宁等人的研究，影响我国中老年人(45岁及以上)临终前一年医疗费用最主要的因素是死亡原因，其中恶性肿瘤和肺病的患者医疗费用最高；有慢性病以及同时患多种慢性病的老年人医疗费用支出高于没有慢性病的老年人；60岁及以上的年轻老年人临终前一年的医疗费用要明显高于81岁及以上的超高龄老年人。由此提出，老龄化与医疗费用支出之间不存在显著的相关性，不应将医疗费用的增加简单归结为老龄化的结果。

伴随着年龄的积累，老年人丰富的阅历、经验、智慧以及人脉和关系资本都会给家庭和社会带来更多有形和无形的财富，寿命延长所带来的好处的多少取决于一个关键因素——健康状况。如果人们在延长的生存时间内健康良好，他们去做想做的事情的能力就与年轻人几乎毫无差别。老年人通过积极的社会参与，对社会做出贡献，并将老龄社会的成本降低，也能够促进他自己的健康。但如果延长的生命中始终伴随着体力和脑力的严重衰退，就会对老年人本人和其家庭及社会产生较多的负面影响。2016年在上海召开的"哥伦比亚-复旦老龄化与健康高峰论坛"上，专家们一致呼吁：应投资和促进健康老龄化，在人生的最后三分之一阶段中，让老年人发挥新的自身责任和作用，来创造第三次人口红利，从而为老年人和社会创造福祉。

在我国建设社会主义新时代的进程中，健康老龄化尤为重要，健康老龄化是社会和谐、稳定与发展的重要基石。

第二节　健康老龄化的挑战和机遇

一、健康老龄化的挑战

(一)慢性病的负担日益加重和支持性环境建设不足

无论是从主要死因还是患病率来看，慢性非传染性疾病已成为老年人主要的健康问题。高血压、冠心病、骨关节炎、支气管炎和糖尿病是老年人主要的疾病，其中，老年人的高血压和糖尿病患病率呈现逐年上升趋势，发病年龄也在提前。脑血管疾病是影响60岁以上老年人健康期望寿命和日常活动能力的第一位原因，心脏病、关节炎、慢性阻塞性肺病和腰背痛也是影响这些人群日常活动能力的重要原因。如何在人的一生中有效地控制这些慢性病相关的危险因素，将是促进健康老龄化的优先策略。

慢性病也是引起残疾的主要原因,许多人晚年的残疾是因衰老而受磨损和消耗(如关节炎)以及退行性疾病(如听力视力障碍和老年痴呆)引起的。高龄老年人患严重认知障碍和生理残疾的危险性显著上升。当老年人因身体与精神残疾而导致日常活动困难时,他们的独立性就受到威胁。在预防和减轻老年人残疾对社会造成负担的问题上,一个重要的解决方法就是支持性环境。例如,方便安全行走的灯光和明亮的街道,为老年残疾者提供无障碍工作环境和弹性工作时间,制定运动项目帮助老年人保持活动能力等。目前政策制定者对支持性环境建设的意识不强,尚有改进的余地。

(二)社会对老龄化的观念和认识不到位

传统上,老年通常是和退休、疾病和依靠抚养联系在一起。目前,仍有许多人固守这一陈旧观念,因此在制定和执行政策时往往将重点放在"如何提供帮助"及相关的服务上。社会常常会以有成见的方式看待老年人,如"年龄的增长意味着失能和疾病缠身""年老就要依赖于他人",从而导致仅仅由于年龄而对个人或群体产生歧视,这种现象被称为"年龄歧视"。其实,大多数人在老龄时仍然保持一定的活力和独立,许多60岁以上的人继续参与劳动。例如,老年人在非正规就业部门中工作,在家庭里做出无报酬贡献使得年轻的家庭成员可以参与有报酬的工作,并在志愿者行动中为社会做出积极的贡献。因此,应当塑造一个新的观念:老年人是社会发展的受益者,同时也是社会发展的积极参与者和贡献者。这一观念包含承认生病、脆弱、易受伤害以及老年人的贡献,支持他们受照料和受保障的权利;这需要老年人本身和媒体走在前列,塑造更新更积极的老龄化形象。

(三)老年医养结合服务需进一步完善

诚然,老年人随着年龄的增长会有越来越多的人疾病缠身和功能减退。因此,卫生和民政政策面临的最大挑战之一是如何平衡和协调自我照料(老年人自己照顾自己)、非正式支持(由家庭成员和朋友照料)和正式照料(卫生服务和社会服务)三者的关系。我国人口趋势表明,将来有很大一部分老年人的子女数量会比较少,这将导致家庭支持的削弱。目前,我国老年照料服务存在城乡配置不平衡、主体定位不明确、政府与市场关系不协调、供需内容不匹配等问题,因此需要合理规划老年医养服务的发展,明确职责边界,统筹协作,合理分工。

(四)老龄化过程中的伦理和公平性问题

随着人口的老龄化,一系列伦理问题涌现出来,包括资源分配上的年龄歧视,关于生命最后阶段的争论,以及关于贫困残疾老年人的长期护理问题。目前,我国在养老保障、医疗卫生、老龄服务、宜居环境、文化教育等方面存在城乡、地区、人群的不平衡,不同职业、身份的老年人在社会保障、医疗服务、居住环境等方面差距显著。若不能很好解决这一问题,将给经济和社会秩序带来严重后果。因此,围绕老龄化开展的所有计划、行动、政策和研究中,必须把伦理和公平问题放在重要位置。另外,老龄化过程中也存在如何合理解决好女性化的问题,因为几乎每个地方都是女性活得比男性长,使得女性在老年群体中所占的比例比男性高。我国 60 岁及以上老年人口中,男女比例为 100：110;在上海,这一比例为 100：120。女性寿命长往往会导致寡妇数量明显比鳏夫多,而独居的老年妇女更易遭受贫困和社会隔离。老年妇女的健康状况也经常被忽视,这意味着老年女性遭受贫困和残疾的可能性比男性大。

(五)人口老龄化的经济问题

老年人口增加必然引起在健康照料和社会保障等方面相关需求的增加。首先,卫生费用的增加常与过量的药物使用、延长住院时间、不适当地使用昂贵的医疗技术有关。其次,大量的花费常用于治疗慢性病的药物,然而,一些预防或延缓慢性病发作的健康促进措施往往能够达到更好的效果,也可大幅度地减少医疗费用。再次,一些无效果的或有害的"防衰老"产品和项目的虚假介绍使得老年消费者受到欺骗,遭受很大的经济损失。因此,应该采取相应的政策来应对老龄化带来的经济问题。

二、健康老龄化的机遇

(一)老龄政策体系基本框架正在形成

近年来,我国出台了一系列涉及老龄化社会各个方面的政策,如《"健康中国 2030"规划纲要》《"十三五"国家老龄事业发展和养老体系建设规划》《老年教育发展规划(2016～2020 年)》以及《"十三五"健康老龄化规划》等,这些政策正在全国范围内全面落实,并以老年人多层次、多元化需求为政策导向,注重城乡、区域协调发展,凸显着眼长远的理念。

(二)城乡基本医疗保障覆盖范围更广

目前,我国已构建起世界上规模最大的基本医疗保障网,城镇职工基本医疗保险、城镇居民基本医疗保险、新型农村合作医疗实现了人群全覆盖,使得老年医疗卫生事业具备了坚实的基础。

(三)基层医疗卫生服务能力加强

近年来,国家重点强化了基层医疗卫生服务机构和人才队伍建设,并着力改善了运行机制和服务模式,社区卫生服务中心为居家养老的老年人提供上门门诊、家庭病床等服务。2012 年,上海市新建家庭病床 4.82 万张,建立老年人健康档案 230 余万份,每年为 65 岁以上常住居民提供一次老年人健康体检。

(四)老龄服务事业发展良好

目前,大力发展老龄服务事业和产业已上升为国家战略,相关政策密集出台,养老服务格局初步形成,居家养老服务人群规模不断扩大,养老机构建设积极推进,老年护理机构建设明显加快。

(五)老龄事业法制化发展进入新阶段

2012 年底,新修订的《中华人民共和国老年人权益保障法》出台。它更加符合老龄社会的时代要求,更加注重顶层设计,遵循"积极应对人口老龄化"国家战略这一主线,着力解决老年人的各方面问题,为健康老龄化的实现提供了法律保障。

(六)老龄国际交流与合作日趋活跃

2012 年世界卫生日的主题是"老龄化与健康",而 2012 年也是"马德里老龄问题国际行动计划"实施十周年,我国各级部门抓住机遇,积极参与了一系列国际交流与合作活动,促进了国内健康老龄化观念的进步和老龄事业的发展。

第三节　实现健康老龄化的原则、策略与措施

一、实现健康老龄化的原则

(一)预防为主,防治结合

健康老龄化应采取生命全程路径和综合干预的策略,在人生的各个阶段预防和减少过重的疾病和残疾负担,强调从个体、社区到社会各层面的综合干预,来提高老年人的生活质量。

(二)参　与

制定有益老年人的相应政策,支持和鼓励老年人积极参与社会和家庭的各种活动。

(三)注重公平,预防性别歧视

老年人是社会的弱势群体,健康老龄化的政策应有助于缩小健康不平等的差距。另外,制定健康老龄化的政策时关注性别差异并有针对地选择战略领域和优先干预措施。

(四)跨部门行动

健康老龄化不仅与卫生部门相关,还涉及其他非卫生部门和利益相关者,需要卫生部门和各个部门通力合作,也需要民间社会组织、志愿者队伍等和老年人及其家庭内外相互支持。

二、实现健康老龄化的策略

(一)运用生命全程的视角实现健康老龄化

保障未来老年人队伍身体健康的最好方式就是在生命的各个阶段中都要预防疾病和促进健康。只有充分考虑到其以前生命中的经历,才能完全理解现在老年人的健康状况。

所谓生命全程路径,就是通过把人生划分为几个明确的阶段,针对这些不同年龄组的人群在不同的场所(家庭、社区、工作场所)实施卫生保健措施,从而保证人生的不同阶段能有效地获得有针对性的卫生服务。世界卫生组织以"围生和婴幼儿期、青少年期、成年工作期和晚年期"4 个时期划分生命全程的不同阶段,提供连续性预防服务。

(1)在所有年龄段促进良好健康和健康行为,预防或推迟慢性病的发展。老年期非传性疾病往往是生命早期行为或风险接触的后果,因此,应有效落实在生命全程中减少此类风险因素的措施。已有明确的科学依据证明,加强身体活动、健康饮食、少饮酒和不吸烟、不使用烟草制品能够减少老年期慢性病的风险。有关慢性病的预防,世界卫生组织已确定了一套以证据为基础的"最划算"干预措施,不仅在应对非传染性疾病方面具有很高的成本效益,而且在低收入和中等收入国家卫生系统工作受到一定限制的情况下具有可行性并适宜执行。其中包括对烟草和酒类征税,设立无烟工作场所和公共场所,减少食品中的盐摄入量以及提升公众在饮食和身体活动方面意识等预防性战略。

(2)通过疾病的早期发现和提供高质量的预防保健服务,尽量减少慢性病的影响。慢性非传染性疾病的早期发现以及对这些疾病及其危险因素的控制是一项重要措施。如我们上述的分析结果,心血管疾病的沉重负担是老年人重要的健康问题,因此应该对高血压加以预防并进行更好的管理。最近的一项调查对为什么日本人平均寿命最长且很可能最为健康进行了研究,其中一项重要措施就是系统和有效地发现并治疗高血压,结合减少全体人群盐摄入量的战略。把预防纳入到日常的临床工作中,推行临床预防服务是早期发现和管理慢性病的重要措施。

(3)慢性病管理和照料。老年人往往身患多种疾病,有些老年患者可能会同时服用高达 20 多种药物,由于药物的相互作用,往往会造成不良的健康影响。因此,需要建设连续性的慢性病管理和照料系统,加强老年医学的建设,同时也要保证在医院之外的慢性病自我管理和高质量照料得到有效实施。

(4)长期照料。慢性病的一项严重后果是残疾,如白内障、屈光不正、痴呆症和骨关节炎等问题会导致感觉、认知能力和活动障碍,从而减弱老年人参与社会的能力。获得康复治疗及辅助设备以及生活在支持性环境中,可以减轻这一负担。然而,许多人从一生中的某一时点开始就不再能够照料自己,这需要探讨新的模式,为老年人提供与21世纪人口结构和社会规律相关的必要支持。

(5)临终关怀。老年期常见的死因往往会伴随疼痛和痛苦,我们应确保每位老年人能够带着尊严生活到生命的最后时刻。发展临终关怀,提供生命晚期的姑息照料是针对这一阶段的重要任务。

(二)建设老年友好的支持性环境

物质和社会环境对身体健康具有重要影响。因此,建设老年友好城市、老年友好和宜居社区和老年友好社区卫生服务中心,为老年人群提供良好的支持性环境,对于实现健康老龄化至关重要。老年友好城市是全球应对人口老龄化现象的有效政策。老年人需要面对年老所带来的生理、心理和社会适应等方面的各种改变。在老年友好社区中,物质和社会环境相关的政策、服务及结构将支持老年人能更有活力地生活。应认识到老年个体间存在的较大差异,应促进他们参与各个领域的活动,应尊重他们的决定和生活方式,应灵活地预见和回应老年相关的需求和选择。

老年友好城市通过改善城市环境和服务的八个方面为老年人的健康、独立和安全等方面提供支持。在老年友好城市的基础上,提出了老年友好和宜居社区的概念和主题。老年友好和宜居社区是指社区内建设以老年人为核心,社区内的基础设施完善,环境优雅,符合老年人的生活需求和活动习惯,老年人可以在这样的社区里安全舒适地居住,能够维持晚年健康生活,并且可以充分参与社会,实现老年人在社区里积极养老。发展老年友好和宜居社区,一是为老年人创造更加适合生存、满足老年人基本需求的基础环境,应具备基本的健身器材,道路平坦,社区安全,各种设施充分考虑到老年人的特殊需求,有充分的绿化面积,灯光照明适合老年人对光的需求,是专门为老人打造的优越、舒适的生活环境;二是有利于提高社会对老年人更为广泛的尊重和认可,使老年人不感到受排斥、孤独和受歧视;三是有助于为老年人社区参与和就业提供更多的机会和途径,发挥老年人的自我价值和社会价值,最大限度地开发老年人力资源,使他们体会到回归社会带来的满足感和成就感。

(三)以人为本,开展长期照料服务

对已出现活动能力受损,需要他人帮助的老人,应开展长期照料服务。按照世界卫生组织的定义,长期照料是指由非正式照料者(家庭、朋友和邻居)、正式照料者(卫生、社会和其他工作者)以及志愿者为因健康问题长期需要被照料的人提供卫生和社会生活的服务。家庭社区、卫生部门和社会福利部门以整合的方式共同承担老年人长期照料的责任是非常重要的。从老年人的角度来看,社区长期照料服务可以使老年人在自己家中接受照料护理服务,避免了适应新环境的问题;从政府的角度考虑,这种形式与机构型服务比较,可以明显提高效率,社区老年服务由社区内成员提供,不需要复杂的管理人员和设施,投资少,成本低。

目前,我国长期照料服务需要注意以下两个方面:①以政府为主导总体规划长期照料服务事业;②构建家庭、社区、机构三位一体的长期照料服务体系,倡导以社区为依托的居家式护理为核心,强化社区机构照料功能,把社会化服务引入家庭,从单纯依靠家人照料发展为家庭与社会照料相结合的模式,从而保证老年人的生活质量。

(四)加强相关的老龄化的循证基础研究

世界卫生组织有相应的研究工具和疾病监测数据等,我国要加强与国际的合作,同时需要建立老年医学研究中心,用于研究健康老龄化的政策和战略及其实施,包括监测老年人口、社会和健康状况。开展循证研究,有计划地实施对老年疾病的流行病学调查及有关老年疾病的基础与临床研究,引领对疾病的预防、早诊早治、防止并发症、康复、护理等研究与实施方案,通过建立完整的系统工程,减少医疗开支,执行适合我国特色的老年人慢性疾病的预防和管理方案。

三、实现健康老龄化的措施

在建设老年友好支持性环境以及切实落实国家慢性病防治规划的基础上,公共卫生应将如下措施作为重点领域进行优先干预,促进健康老龄化。

(一)促进身体活动

定期的适度身体活动能延迟机体功能的下降,减少老年人各种慢性病的发生和严重化。研究发现,低收入人群、老年残疾人是可能的不活动人,政策应该鼓励不活动的人增龄后活跃起来,让老年人多交流优秀的经验和良好做法,为老年人研制与其文化相宜的,以人口为基础的身体活动信息和指南。制定有针对性的中老年人社区活动,如建立社区活动团体等促进老年人运动,为他们保持积极状态提供可行的、愉悦的、能负担得起的机会(如安全的步行区、公园等)。对于特别久坐的老年人,应向他们提供咨询并促进运动。鼓励共享激励性的环境和基础活动设施。

(二)预防跌倒

老年人跌倒是伤害治疗费用增多和死亡率上升的主要原因。对于老年人,应帮助他们提高平衡能力,加强这方面的运动指导,防止跌倒。不良环境会增加跌倒的危险,所以应进行家居安全评估,改进相应的环境设施。让专业人员对老年人进行物理疗法和平衡培训,减少跌倒;也可以使用辅助器具,进行步态和平衡训练。

（三）加强慢性病自我管理和家庭护理

对于老年人的健康问题，服务手段除了目前的一对一的面对面服务以外，还有家庭护理，包括慢性病自我管理、群组看病等形式。

慢性病通常都是患者的行为和环境的因素作用所致，且多数慢性病无法治愈，长期与患者共存。传统的医疗保健服务忽略了患者在管理疾病中的作用，忽视了社区内可提供的服务。慢性病管理的目的应该在提高慢性病患者及其家庭成员的自我管理能力上，进而激发患者自身的责任意识和潜能，促进慢性病患者的自我管理。因此，患者及其家庭将不可避免地成为预防和管理慢性病的主要责任承担者，成为慢性病的自我管理者。慢性病自我管理指的是在卫生保健专业人员的协助下，个人承担一些预防性或治疗性的卫生保健活动。它一方面需要通过开展慢性病自我管理健康教育来提高患者自我管理所需的基本知识、技能和自信心，让患者有能力、有信心自己照顾自己；另一方面，通过技术（培训医生）、政策、环境、资源上的支持，医生在日常诊疗时为患者提供帮助，支持其进行自我管理。

（四）改善老年人心理卫生

老年人心理卫生问题比较严重，孤独无助往往是老年人发展为精神障碍患者的重要原因。因此，在治疗管理老年人生理性疾病和残疾的同时，要对老年人的心理卫生问题给予足够的重视。一是通过创造支持性环境让老年人从家里走出来结交朋友；二是社区卫生服务中心要把老年人心理卫生作为主要工作来落实，及早发现早期抑郁等心理卫生问题，并给予处理；三是营造良好的尊老社会和家庭氛围，预防社会和家庭对老年人的歧视。

第四节　实施健康老龄化战略的优势与瓶颈

我国已将"健康老龄化"和"积极老龄化"定为奋斗目标，并提出了"健康、保障、参与"六字基本国策。现对我国可以成功实施健康老龄化的战略目标，从优势方面和瓶颈方面做一些分析。

一、优势方面

（1）最重要的是在党中央、国家各级政府的领导下，全国人民团结一致，以建设"健康中国"为核心，凝练重点、有计划、分步骤地根据实际情况可以有效地落实与实现健康老龄化。至今，健康老龄化已被纳入《"健康中国2030"规划纲要》《"十三五"国家老龄事业发展和养老体系建设规划》《"十三五"深化医药卫生体制改革规划》《"十三五"卫生与健康规划》等国家战略及规划中,有助于及早应对、科学应对、综合应对我国人口老龄化的问题。

(2)我国经济实力日益增强,国家坚持走改革开放的道路,创新型体制机制的改革以及一系列惠民政策的出台是我国成功实施健康老龄化战略目标的基础和保证。

(3)多年来我国实施的预防为主的方针,有利于对老年群体疾病的早防、早治;我国特有的中西医药共存与结合,为我国克服东西部经济发展不平衡、边远地区技术人员缺少的困难,提供了有力的支撑;全国普遍开展的合作医疗以及正在推广的分级诊疗,各专科的医联体、远程医疗、对口支援贫困地区、网络健康与医学知识的普及等将会大大促进我国实施健康老龄化的战略目标。

(4)在人文方面,儒家思想在我国已深入人心。家庭的"和谐、友爱、尊老、敬老、助老"的精神和"老吾老,以及人之老"的理念对于拓宽志愿者参与健康老龄化有极大的潜力。因此,我国将有条件成为实施健康老龄化最成功的国家,并将成为世界的典范。

二、瓶颈方面

由于我国是老龄化快速发展的国家,而且是"未富先老",加上各地区间经济发展不平衡,人民对健康与疾病的需求和认识上有较大差距,因此还需要努力从体制机制与科学技术方面做出高效、可行、有创新性的改革。为了更快、更有效地实施健康老龄化,笔者提出如下建议:

(1)合理整合资源,改变多头领导的管理模式,取得长期、可持续发展的效果。目前国家层面虽有老龄工作委员会,但是健康老龄化与积极老龄化的具体实施与落实却分散在民政、卫生、财政、人事、教育、科技、商业、金融等许多部门。目前经费的应用也是分兵把口,需要有一个高层次的领导与统筹管理部门,从而可以对我国应对老龄化的诸多问题做出科学的设计与长远、可持续发展的部署。例如,全国有血吸虫病防治委员会,协调各省市部门的工作。可否设立老龄化应对及规划委员会以全面领导、规划应对我国老龄化。

(2)加强并促进为健康老龄化的科学研究,科技的进步是推进健康老龄化的重要基础。要大力提倡解决健康老龄化相关问题的多种科学研究,既包括技术的改进、简化临床研究的申报与批准,也要支持有关的基础研究。但是要把握好科学研究的方向,防止落入"为研究而研究"的陷阱。

(3)设立创新型省或国家级有示范意义的试点老年医学联合体。联合体的临床科室是整合式按疾病严重程度划分的,整合型科室从一级到三级。随着科室级别的升高,将会有更多经验丰富的专家参与负责治疗更加严重的疾病。联合体应该针对老龄人口的患病分布情况,大力预防和治疗以下老年病:阿尔茨海默病、神经退行性疾病、脑心疾病、感染与免疫反应、骨性关节炎(退化性关节炎)运动障碍和新陈代谢紊乱。联合体应该为老年人建立一个从疾病预防到早期诊断及早期治疗的防治链。这些联合体中的医院将是老年医学诊治与研究中心,从临床实践提出一些从临床医学到基础研究的有意义的研究项目。此外,这些医院应该建立和社区诊所之间持续有效的互动,让医院的专家可以像顾问一样外出走动,这样既给那些需要转院并住院的患者提供了一个"绿色通道",也同时推动了对社区医生、全科医生的继续教育。

(4)向管理层与社会推广健康老龄化的理念及加强落实措施。鉴于我国目前的主流思想还处于以治疗为主,以解决养老为主的思路,应加强宣传教育,改变我国当前的被动模式,重点向预防及早期干预老年病前移,向基层下移,这样既有利于促进老年健康,又节约人力财力。

(5)全面而有步骤地发展健康老龄化的产业。目前老龄群体有十分强烈的对健康老龄化保健知识及产品的需求,但是缺乏科学指导,而且产品出现鱼龙混杂的状况。建议建立"准入制",可首先选择一些产业给予"资质"或"品牌",从而指导该领域健康发展。2012年,政府出台了一项关于保健食品安全的法规,旨在推动这些产品的发展。2015年的一份评估报告显示:2012~2015年,中国保健食品消费额约为10亿元,但国内只有200家公司从事保健品生产,这些公司产品的总消费额仅是2.08亿元,这意味着发展保健品的市场还有很大的空间。老龄人每天通常会吃几种药,一些人还有吞咽困难。因此,很有必要开发出其他给药途径的药物剂型,例如可研发吸入药物或经皮药物剂型。此外,能够穿戴的新型医疗器材也更加抢手和受欢迎。通过互联网发展公共教育,发展服务意识的教育也应作为推动健康、有活力的老龄化社会的重要开发领域。甚至为了缓解经费问题,建议国家层面可考虑发行"健康银发福利彩票"以支持老龄化社会的事业。

(6)建立以社区为基础的综合护理中心和健康资料系统,解决老年人基于疾病、功能评估的健康和社会需求。虽然在中国的许多城市,很多老年人护理中心已经建立起来,但是这些护理中心的床位和服务却不能充分满足社会需求。截至2012年底,中国共有4万个护理中心,可以提供390万个床位,然而实际上约需要800万个床位,这远远超过了现有的床位数。因此,亟待建立一个评估体系,专门对那些在护理中心接受治疗的患者们,以及对准入及自护理中心出院做一个有序和有级别的评估。作为第三方的保险公司,也应该参与到评估体系中来,从而为维持这个体系提供一个公平、合理的评估机制。目前,私营机构也开始对建立老龄人群的各级医学保健与护理中心越来越感兴趣。私营机构的参与可以缓解公立机构的压力,但需要严格管理并确定良好的行为规范。

(7)为了给老龄人口提供更好的服务,必须要加强对各个级别的老年医务人员的教育和培训,包括从家庭医生到专家,还包括老年门诊的护士长以及高级康复技师等。目前,中国的医生很少选择去当家庭医生,而老年科的员工工资和奖金在很多医院都是最低的。这要求我们在国家范围内,提高老年医学专家们的津贴和福利,改变医院里现行的主要以研究成果及掌握高难度科技为晋升条件的体系,强调服务能力与水平,从而让老年医学工作者更有积极性。此外,更应该纠正"老年科医生是没有专业特长的医生"这种错误观念。事实上,针对困扰老龄人口的复杂性疾病以及健康问题,提供以专业课程为主的专业教育和继续教育是非常有必要的。尽管在中国的一些医学院和大学可以取得关于老年医学教育的医学博士学位,但还应进一步优化相关的课程。同样,未来也应该开设护士长、护士和老年康复专家的相关教育课程,以提高有关人员的积极性。

第二章　健康社会决定因素

在当今,健康问题已经在全球范围内得到广泛关注,国家间与国家内的健康不公平也成为国际社会的关注焦点。要解决健康问题,关键在于全世界范围内的贫困和弱势人群的健康水平得到提高。有证据显示,影响健康的最根本原因是社会因素,全球疾病负担和健康不公平大部分根源于社会因素。

第一节　健康社会决定因素概述

一、健康社会决定因素的概念

在传统健康观的影响下,人们往往认为,疾病是由生物的或理化的病因引起的,从这些病因入手可以防治疾病,恢复健康,解决健康问题主要是医生、护士、医院、卫生部门的事情。随着生物医学模式向生物-心理-社会医学模式的转变,在医学实践、医学科学研究、医学教育和卫生服务中,人们逐渐认识到社会因素对于人类健康的重要影响。

人类社会的疾病谱和死因谱正在发生着改变,很多疾病的产生和发展除了受到生物因素的影响,还更多地受到环境因素、个体生活方式和行为因素、心理因素等影响。特别是心脑血管病、恶性肿瘤、意外事故死亡等增多,各种社会病的出现,使得人们认识到必须重视产生疾病和死亡的社会环境原因。人们对健康的认识更加全面,健康并不仅是身体上没有疾病,还包括心理和社会功能的完好。健康与疾病被视为一个连续的动态过程。在现代工业社会,由于生活节奏加快和生存压力增大,个体出现亚健康和亚临床状态的比例大幅度增加,个体身心疾病的原因往往产生于复杂的社会环境,人们的健康水平取决于他们所生活的社会环境。因此,解决健康问题也要从社会环境因素入手。

这个对健康产生决定影响的社会环境是由个体所处社会地位和所能支配的社会资源决定的。在一个社会中,权贵阶层拥有财富或者社会地位,占据丰富的优势社会资源,他们所处的社会环境对于个体健康具有积极影响;而劳苦大众常年生活在资源匮乏之地,他们的营养状况、居住环境、工作条件和心理环境往往比较差。由社会地位和资源分配不公平带来的健康不公平是影响社会健康状况的最根本原因。这是因为:首先,弱势人群的健康状况影响整个社会的健康水平。只有弱势人群的健康状况得到改善,才能从根本上解决健康问题。国际经验证明,一些经济发达国家在平均预期寿命等健康指标上并没有处于领先位置,而这些国家的社会不公平程度相对较高。那些贫富差距小的国家期望寿命最高。其次,社会结构影响了先进医学科学技术对国民健康水平的提高程度。社会不公平造成弱势人群无法分享科技进步的成果,缺乏基本的卫生资源是造成他们患病率和死亡率高的直接原因。例如,使用蚊帐已经被证明是预防疟疾的有效手段,但在疟疾流行的非洲,贫困家庭的儿童仍然很难得到蚊帐。同样,孕产妇产前保健是降低孕产妇死亡率和新生儿死亡率的重要手段之一,但在贫困国家和地区,产前检查等服务的覆盖率仍然比较低。

因此,世界卫生组织对"健康社会决定因素"作了如下界定:在那些直接导致疾病的因素之外,由人们的社会地位和所拥有资源所决定的生活和工作的环境及其他对健康产生影响的因素。健康社会决定因素被认为是决定人们健康和疾病的根本原因,包括了人们从出生、成长、生活、工作到衰老的全部社会环境特征,例如收入、教育、饮水和卫生设施、居住条件、社会区隔等,也反映了人们在社会结构中的阶层、权力和财富的不同地位。在世界卫生组织公布的健康社会决定因素的概念中,其核心价值理念是健康公平。

二、健康社会决定因素理论的重要意义

随着积极健康观的确立和现代医学模式的转变,社会因素影响健康的理念越来越得到人们的承认。国内外的经验事实说明,社会因素对于健康的影响往往不是单一作用,而是长期的、累积的、相互交叉的。健康社会决定因素的政策理念的提出和推广具有非常重要的意义。

(1)从健康社会决定因素的模型和行动框架来看,社会因素包含了人们日常生活的环境因素(如住房、交通、教育、食品、环境等)和社会结构因素(如社会分层、社会政治、经济和文化背景等),不同因素之间不是孤立的,必须采取连贯一致的行动,找出根源问题以促进健康发展。这强化了从社会因素分析健康与疾病关系的社会医学学科视角。

（2）健康社会决定因素的核心理念提示，健康差距是引起人群健康问题的重要原因。应围绕由于社会资源分配不公导致的健康不平等问题，研究健康不平等的社会归因和如何消除社会因素的不平等，促进健康水平的提高，并搜集证据，评估针对社会决定因素所采取的政策措施在降低健康不平等方面的作用。

（3）由于社会因素的复杂性和从社会因素方面采取的干预措施对于健康影响的长期性，在测量方面具有一定难度，传统卫生领域的理论和方法需要与其他学科更加紧密地结合。在未来的发展中，更加需要吸收社会学、经济学、政治学、社会保障学等多门学科的新方法，才能更好地测量社会因素对于健康的影响，评估社会干预的效果。

第二节　健康社会决定因素的模型与内容

一、健康社会决定因素的经典模型

学者们对社会因素如何影响健康进行研究，并提出了一些理论模型。其中，达尔格伦（Dahlgren）和怀特海德（Whitehead）在 1991 年建立的健康社会影响因素的分层模型，被认为是一个经典模型。该模型由内向外分别代表影响个体健康的主要因素以及这些因素背后的诱因。第一层代表不同的个体；第二层代表个体行为和生活方式可能对健康带来不同影响，如人们可以选择抽烟或者不抽烟；第三层代表社会和社区影响，社会支持可能对个体健康带来有利影响，也可能带来不利影响；第四层代表社会结构性因素，如住房、工作环境卫生、保健服务、水和卫生设施等；第五层代表宏观社会经济、文化和环境。处于内环的因素都受到外层因素的影响。

还有一些学者也提出了相似观点。塔洛夫（Tarlov）是最早系统研究健康社会决定因素的学者之一，他将影响健康的因素分为四类：基因和生物部分、医疗保健、个人健康行为和所处社会环境的特征，其中，社会环境特征占据主导地位。布伦纳（Brunner）、马尔莫（Marmot）和威尔金森（Wilkinson）提出了生活周期多重影响理论，解释了在人的不同生命周期，社会结构、物质因素、社会心理、社会环境、工作等因素作用于人的健康的机制。

二、健康社会决定因素模型的内容

（一）年龄、性别和遗传因素

年龄、性别和遗传因素对于个体健康状况具有重要影响。年龄的重要性以及不同疾病对于不同年龄组人群的影响显而易见。男性和女性由于体质的生物学差异，在一些疾病上也呈现出不同的患病情况，如乳腺癌、前列腺癌、心血管疾病等。但值得重视的是，在许多国家，由于性别歧视而影响了女性的健康状况。虽然在过去的一个世纪里，女性地位直线提升，但各个国家女性健康状况的改善程度仍然参差不齐，面临众多挑战。孕产妇的死亡率和相关疾病的发病率依然非常高，生殖健康服务水平在国家、地区之间的差距非常大。在一些国家，重男轻女的观念导致人们进行性别选择性堕胎，社会忽视女孩的营养状况和健康状况，她们受教育的机会、工作的机会都相对较少，一些女性可以获得的工作机会往往是没有经济保障的工作，收入水平也较低。这些因素导致女性在健康问题上处于劣势的地位。

基因遗传在很大程度上决定了个体可能会患哪些疾病以及人群的整体健康状况。随着人类基因组项目的进展，将会越来越深入地了解到基因是如何影响人类健康状况的。

（二）个体生活方式

吸烟、酗酒、不良饮食、缺乏锻炼、高危性行为等个人不良生活方式会增加患病的风险。有些生活方式是个体可以选择的，如吸烟；而有些是由更深层次的社会结构决定，个体不可以选择，如贫困人群的饮食结构。在如今经济全球化飞速发展的时代背景下，全球面临营养失衡的双重负担——营养不良和营养过度。全球儿童和成人营养不良的比率呈下降态势，然而这种下降趋势缓慢，绝对数字仍然较高，并且在非洲营养不良的人口还有所增加。同时，超重和肥胖症患者人数显著上升。一些经济发达国家，例如美国的肥胖人口约占30％，肥胖症消耗了大量的社会资源，在2000年有超过110亿美元的卫生保健费用支出与肥胖症有关。在世界范围内的肥胖问题是一种社会现象，发达国家的超重现象更为普遍。

从疾病负担的高危因素可以看出，吸烟、缺乏运动、高危性行为、酗酒都是排名前10位的健康危险因素，说明了生活方式对健康状况的重要性。

（三）社会支持网络

每个人自从出生之后就处于各种社会关系中。我国社会学家费孝通先生以"差序格局"对乡土中国的社会关系作出了形象的描述：每个人、每个家庭都以自己的地位作为中心，周围划出一个圈子，像石子投入水中一般；和别人的关系就像水波纹一样,一圈圈推出去,越推越远,也越推越薄;圈子的大小由中心的势力大小而决定。这种社会关系对个人健康产生重要影响。特别是家庭作为与个人关系最为密切的首属社会关系,对个人健康行为和健康结局意义重大。例如,美国的一项研究显示,在控制了其他因素之后,单身男性死亡率比已婚男性高60%。对于结核病患者的调查显示,患者的家庭成员对其服药依从性具有显著影响。

个体从社会网络获得的物质和情感帮助称为"社会支持",一般可分为三类:①工具性支持,指提供可见的帮助和行动;②评价性支持,指提供反馈和行动意见,供决策者参考;③信息性支持,指单纯提供信息。

社会资本是另一个相关概念。按照科尔曼(Coleman)的界定,社会资本是指个人所拥有的社会关系成为一种社会资源而被个体所用。个人的社会网络的范围、信任程度、互惠程度等是测量社会资本的维度。社会资本对个体健康的影响通过三种渠道:首先,社会资本影响个人获取健康信息和行为规范;其次,社会资本可以影响个人对卫生服务的利用;再次,社会资本通过情感支持,影响人的心理健康,从而影响躯体健康。社会关系网络越庞大,人们从中获取的社会资本越多,从而更有可能获得身心健康。肯尼迪(Kennedy)和格瓦迪(Kawachi)进行了一项研究,发现社会资本和收入差距存在线性关系,而社会资本与死亡率之间存在密切关系。因此,他们认为收入差距是通过社会资本这一变量来影响健康。当人们感觉到自己与其他人是平等的时候,更有可能参与各项社会交往活动。社会交往对于消除社会隔离非常重要,人们在感受到社会隔离的状况下生存更容易产生健康问题。近年来,社会网络研究在社会学和经济学中非常热门,在劳动力市场、教育、企业管理等领域都得到广泛应用。例如,伯特(Burt)通过对求职行为的一项经典研究提出了结构洞理论,认为人在社会关系网络中的特殊位置和网络的异质性程度将影响人的社会资本。但是,令人遗憾的是,在健康与社会资本方面的研究仍略显不足,缺少具有影响力的实证研究。

(四)社会经济地位

所有社会都存在社会分层,不同个体和群体处在不同的社会层级。社会经济地位是指个体或群体在社会中所处的位置,通常可以使用一系列的指标进行测量。例如,美国社会学家邓肯(Duncan)提出用社会经济指数来计算社会经济地位。通常使用收入、教育和职业三个指标来测量社会经济地位。

(1)收入直接影响人们的社会生活境况,对他们的健康水平造成影响。大量研究显示,收入与健康存在直接关系。例如,美国一项研究显示,美国白人的收入水平与死亡率之间存在梯度关系,随着收入的上升,死亡率呈下降趋势,年收入最低的群体的死亡率几乎是年收入最高的群体的两倍。一些以国家为单位的数据也显示了同样结果。黑尔斯(Hales)等人研究了不同国家婴儿死亡率与人均国民生产总值、收入差距的关系,发现随着收入增加,婴儿死亡率会不断下降,特别是对于低收入水平国家,这种下降的趋势更加明显;当收入增加到一定程度的时候,婴儿死亡率停止了下降;但无论收入水平如何变化,收入差距低的国家比收入差距高的国家的婴儿死亡率要低。这说明对于发展中国家,通过提高收入水平来降低死亡率的作用更大;当一个国家的收入达到一定的发展水平,缩小收入差距比提高平均收入对于提高健康水平更加重要。此外,在联合国开发计划署发布的《人类发展报告》上,可以看到更多的不同国家的收入与健康相关的证据。

(2)教育水平的提高有助于缩小健康水平的差异。首先,教育可以让人们了解到健康保健和健康行为的知识,教育程度越高的人越倾向于采用健康的生活方式。其次,受教育程度较高有助于人们掌握更多技能,获得更好的工作,提高收入水平和社会地位,而这些因素都有利于健康。受教育程度越高的人往往越容易获得健康,也更长寿。在发展中国家,母亲的受教育程度与儿童健康状况有明显相关关系,因此,改善女性的教育状况,让她们获得更多的受教育机会是非常有意义的。

(3)职业地位对健康产生影响。Marmot 曾经做了一项里程碑式的研究,通过对英国政府公务员的调查,对个人的职业状况与健康之间的关系进行了实证研究。他对 17000 多名男性公务员的死亡率进行了调查,发现不同职业阶层的公务员的死亡率具有差异。其中,高级行政官员、专业人员/主管人员、职员和其他人员的全死因死亡率分别是 4.73‰、8.00‰、11.67‰和 15.64‰,死亡率存在从高阶层到低阶层的社会梯度现象。也就是说,随着职务升高,死亡率呈下降趋势。

(五)其他社会结构因素

除了社会经济地位之外,还有一些社会结构性因素影响着个体行为的方向,进而对健康产生影响。

1.工作环境

在西方国家,由于雇主对员工的雇佣关系受到法律约束,员工的工作条件基本能够得到保障。然而,在很多发展中国家,雇佣关系普遍没有合同保证,在劳动力市场上存在大量的非正式雇佣关系,劳动者的合法权益缺乏保护。一旦经济形势发生变化,产业结构快速调整,失业率的增长和随之产生的雇佣关系的动荡会影响大批普通劳动者的生存状况,给失业者及家庭带来的不仅是物质资源的匮乏,同时也产生巨大的社会心理压力,影响他们的健康状况。此外,尽管每个国家都制定了限制工作条件的最低标准,但是仍然有大量工人在没有劳动保护措施的情况下工作。工作环境中存在包括物理的、化学的、环境的、生物的和社会心理等方面的风险因素,都会对他们的健康产生影响。

2. 城市化

伴随工业化的进程,大量农村人口涌入城市,使得城市化进程迅猛发展。城市化给很多发展中国家带来了一系列社会问题,影响了生活在其中的人群的健康,特别是对弱势人群的健康状况带来消极影响。城市飞速发展,人口急剧增加,但硬件设施和基本服务不能及时跟上,导致在城市中的贫民窟、城中村等数量激增。这些地区自然的、社会的和经济的环境很差,居民的患病率要显著高于其他地区。同时,随着城市化和大量农村人口向城市迁移,城市原有的卫生系统和医疗保障系统尚无法覆盖到这部分人口,很多人无法享用清洁的水和基本的卫生设施,也没有办法公平地享有医疗保健服务。

3. 卫生保健服务

提高卫生保健服务质量和可及性,对于提高人群健康水平具有直接影响。特别是对于尚未实现人人享有基本卫生保健的一些发展中国家,完善卫生服务体系、扩大卫生服务供给量对于提高健康水平意义格外重大。但在很多国家,卫生保健体系仍然比较薄弱,在对富人和穷人的供给、获得和使用上仍然有着非常大的差距,公平性较差。卫生保健应当是一个普及性服务,享有基本卫生保健是每一个公民的权利。对于发展中国家,当地是否拥有足够数量的基层卫生服务者是一个关键点。而目前基层卫生人力资源不足和人才流失是一个突出问题,影响了居民获取卫生保健服务。对于发达国家,尽管能否享有卫生保健服务是影响健康的至关重要的一个因素,但这并不是造成健康差异的唯一原因。例如,美国每年花在每个人身上的医疗费用比世界上任何一个国家都要多,但是它在平均期望寿命和婴儿死亡率等指标上却比大部分发达国家要低。近年来,从卫生系统寻找提高健康水平的传统途径受到越来越多的质疑,人们意识到,尽管通过卫生保健让有需要的人能够获得治疗是控制疾病、获得健康的一个重要因素,但是人们所生活的环境是带来疾病负担的更重要原因。随着疾病谱和死因谱的变化,慢性非传染性疾病逐渐替代传染病成为影响人群健康的主要疾病,对疾病的预防和控制需要关注更广泛的社会决定因素。

(六)宏观社会经济、文化和环境

每个人都在特定的国家和民族的政治、经济和文化背景之下生活,个体的健康必然受到宏观社会因素的影响。

1. 政治

政治因素能够影响一个国家或地区的社会资源的分配,决定不同群体的权利地位关系,对健康不平等状况产生重要影响。在不同的政治背景下,由于政府采取不同的政治取向,卫生政策随之变化,也影响了健康结果。健康社会决定因素的政策理念在英国得到执行的历史就是一个很好的例证。1980 年,《布莱克报告》在英国发表。该报告发现医疗保健服务的覆盖率提高并没有消除不同社会阶层之间的死亡率差异,并指出不同阶层的健康水平差异主要根源于社会不平等。《布莱克报告》还提出了一系列改进健康公平性的政策建议,但是,当时的撒切尔政府对这份在国际社会引起广泛关注的报告无动于衷。直到 1997 年新工党取代保守党执政之后,健康不平等的话题才重新被提起,掀起了以《艾奇逊报告》为代表的一系列围绕健康社会决定因素的研究和政治改革举措,这使得英国在处理健康社会决定因素、减少健康不平等方面一直走在世界前列。

2.文化、价值观与社会规范

文化是指一个社会及其成员所特有的物质文明和精神文明的总和。价值观是指社会成员所共同持有的对于对错和好坏的观点。社会规范是指对人们行为进行管理的习惯性规则。此三者都是在一个社会或群体的长期发展过程中逐渐形成的,是约定俗成的,对于人们的行为产生潜在的影响。不同社会和群体具有不一样的文化和价值观,对健康也会产生不一样的影响。例如,在某些农村地区,如果家庭成员同时患病,为保证家庭收入,倾向于让劳动能力强的男性成员先去就医;而在另一些地区,同样情况下年老妇女优先于青年男子获得就医机会,这是因为在当地文化中保护弱者的价值观更受到推崇。

3.环境

全球气候变化对全球人口的健康带来了巨大挑战,这些健康风险包括温室效应、疾病传染模式的变化、食品和淡水供应的影响、生态系统的衰竭和物质生活资料的匮乏。气候变化能增加全球热浪、洪水、干旱等自然灾害的发生频率。科学家预测,如果按照现在人造温室气体排放量增长的水平计算,在 21 世纪末期全球温度与 19 世纪中期相比将上升 1.1~6.4 ℃。气候变化对生活在热带和亚热带地区的人们的不利影响更为严重。在非洲,由于天气变化,到 2080 年疟疾患者将增加 210 万~670 万。控制疟疾已经消耗了非洲国家的大量资金,疟疾的流行将加剧贫困,同时不利于联合国千年发展目标的实现。全球变暖还将导致饮用水和食品短缺。此外,气候变化对健康的影响还包括由于洪水导致经水传播的传染性疾病蔓延,高温天气导致老年人和儿童的死亡率上升。

第三章　老龄化现状分析

本章主要对老龄化的现状进行简单的描述,主要包括两部分,首先是2015年全国老年人生活状况调查结果,其次是本研究现场调查的结果。

第一节　我国老年人生活状况调查结果

一、城镇人口比例

2015年,在全国老年人口中,城镇老年人口占52.0%,农村老年人口占48.0%。

显然,随着城镇化的推进,城镇老年人口已经超过农村老年人口,这也为养老产业发展提供了更多有消费能力的老年人群。

二、老年人口性别比

2015年,在全国老年人口中,女性老年人口占52.2%,男性老年人口占47.8%,女性老年人口比例比男性老年人口高4.4个百分点。

三、老年人口结构

2015年,低龄(60~69岁)老年人口占56.1%,中龄(70~79岁)老年人口占30.0%,高龄(80岁及以上)老年人口占13.9%。

目前,老年人口还是以低龄为主,高龄老人只占13.9%,故虽然老龄化程度高,但实际的养老服务需求并不旺盛,与老年人口结构有关。现阶段,服务中低龄老人的养老产品应该更有市场,也就是说,为中低龄老人提供的服务更有市场,比如老年人旅游。

四、受教育程度

2015 年,我国老年人口中未上过学的占 29.6％,小学文化程度的占 41.5％,初中和高中文化程度的占 25.8％,大专及以上文化程度的占 3.1％。

文化程度普遍较低是目前老年人的现状,故在设计和提供养老服务产品的时候,要充分考虑这些实际情况,简单易用是所有产品和服务设计的基本要求。

五、单身老人比例

2015 年,老年人口中有配偶的占 71.6％,丧偶的占 26.1％,离婚的占 0.8％,从未结过婚的占 1.5％。将丧偶、离婚以及从未结过婚的老人统称为"单身老人",从数据来看,单身老人只占不到三分之一。

六、老人子女数

2015 年,老年人子女数平均为 3.0 人,城镇为 2.7 人,农村为 3.3 人。分年龄组来看,2015 年,60～64 岁低龄老年人平均子女数为 2.3 人,65～69 岁中低龄老年人平均子女数为 2.7 人,70～74 岁中龄老年人平均子女数为 3.3 人,75～79 岁低高龄老年人平均子女数为 3.7 人,80～84 岁中高龄老年人平均子女数为 4.0 人,85 岁及以上高龄老年人平均子女数为 4.1 人。

七、老年人的经济状况

2014 年,我国城镇老年人年人均收入达到 23930 元,农村老年人年人均收入达到 7621 元,分别比 2000 年增加 16538 元和 5970 元。扣除价格因素,农村老年人收入增长速度快于城镇老年人。

八、老年人收入结构

2014 年,城镇老年人保障性收入比例为 79.4％,经营性收入、财产性收入、家庭转移性收入等非保障性收入的比例为 20.6％。城镇老年人的收入,以退休工资等保障性收入为主,同时其他收入来源也在进一步增加。

2014 年,农村老年人保障性收入比例为 36.0％,经营性收入、财产性收入、家庭转移性收入等非保障性收入的比例为 64.0％。对于农村老人来说,没有退休工资,保障性收入较少,主要还是靠家庭转移性收入等。

九、老年人的消费结构

城乡老年人消费结构转型升级已现端倪,2014 年,城乡老年人人均消费支出为 14764 元。从支出结构来看,日常生活支出占 56.5%,非经常性支出占 17.3%,医疗费支出占 12.8%,家庭转移支出占 9.0%,文化活动支出占 3.2%,其他支出占 1.2%。

与 2010 年相比,日常生活支出、医疗费支出、其他支出占比降低,非经常性支出、文化活动支出、家庭转移支出占比提高。这表明,城乡老年人消费行为正在逐步由生存型向文化休闲型转变。

十、老年人医疗卫生服务

2015 年,56.9% 的城乡老年人享受过免费体检;城乡享有医疗保障的老年人比例分别达到 98.9% 和 98.6%;32.8% 的城乡老年人自评健康状况"好",分城乡来看,27.7% 的农村老年人自评健康状况"好",37.6% 的城镇老年人自评健康状况"好"。

十一、老年人照护需求比例

2015 年,我国城乡老年人自报需要照护服务的比例为 15.3%,分城乡来看,城镇老年人自报需要照护服务的比例为 14.2%,农村老年人自报需要照护服务的比例为 16.5%。分年龄段来看,79 岁及以下的老年人自报需要照护服务的比例为 11.2%,80 岁及以上的老年人自报需要照护服务的比例为 41.0%。

十二、社区老龄服务需求结构

2015 年,38.1% 的老年人需要上门看病服务,12.1% 的老年人需要上门做家务服务,11.3% 的老年人需要康复护理服务,10.6% 的老年人需要心理咨询或聊天解闷服务,10.3% 的老年人需要健康教育服务,9.4% 的老年人需要日间照料服务,8.5% 的老年人需要助餐服务,4.5% 的老年人需要助浴服务,3.7% 的老年人需要老年辅具用品租赁服务。

显然,上门看病和家务服务是社区老龄服务的重点,康复护理服务也占有非常重要的比例,心理服务和健康教育服务是精神文化服务的两大重要内容。

十三、社区老龄服务的内容

2015 年,社区提供生活类服务的情况是:33.0% 的社区有法律或维权服务,21.8% 的社区有殡葬服务,15.6% 的社区有托老服务,15.2% 的社区有家政服务,5.9% 的社区有老年餐桌服务,2.2% 的社区有陪同购物服务,1.6% 的社区有老年婚介服务。

社区提供医疗康复类服务的情况是:37.5% 的社区有健康讲座服务,

35.0%的社区有上门看病服务,15.5%的社区有心理咨询服务,12.3%的社区有康复服务,7.0%的社区有上门护理服务,5.6%的社区有陪同看病服务,4.5%的社区有家庭病床服务,3.9%的社区有康复辅具租赁或出售服务。

十四、老龄用品的使用情况

2015年,有65.6%的老年人使用过老龄特色用品,其中城镇为71.8%,农村为59.0%。其中,使用老花镜的比例为46.8%,使用义齿的比例为27.0%,使用血压计的比例为14.2%,使用拐杖的比例为9.3%,使用血糖仪的比例为3.9%,使用按摩器具的比例为3.3%,使用轮椅的比例为1.9%,使用助听器的比例为1.6%,使用成人纸尿裤或护理垫的比例为1.0%。

十五、老年人参与公益、公共活动的情况

2015年,45.6%的老年人经常参加各种公益活动,参与的总人数突破1.0亿。34.2%的老年人经常帮助邻里,20.7%的老年人经常参与维护社区卫生环境,17.0%的老年人经常协助调解邻里纠纷,13.1%的老年人经常关心教育下一代,8.6%的老年人经常维护社区社会治安,2.3%的老年人经常参加文化科技推广活动。

2015年,城镇老年人公益活动参与率为43.2%,72.9%的老年人表示愿意帮助社区有困难的老年人。21.4%的老年人向社区提出过建议,39.5%的老年人表示社区在办大事时征求过他们的意见。在参加老年协会的老年人中,76.7%的老年人对老年协会组织的活动表示满意。

十六、老年人权益保护情况

2015年,65.8%的老年人享受过多种优待。其中,20.8%的老年人享受过公共交通票价减免,13.4%的老年人享受过公园门票减免,10.1%的老年人享受过旅游景点门票减免,9.1%的老年人享受过普通门诊挂号费减免,等等。

2015年,92.6%的老年人认为自己的合法权益得到保障,其中城镇为93.6%,农村为91.6%。95.6%的老年人表示没有遇到侵犯其权益的情况。

十七、老年人精神文化生活

2015年,88.9%的老年人经常看电视或听广播,20.9%的老年人经常读书或看报,20.7%的老年人经常种花养草或养宠物,13.4%的老年人经常参加棋牌活动。有5.0%的老年人经常上网,在城镇老年人中这一比例为9.1%,城镇低龄老年人经常上网的比例提高到12.7%。

十八、老年人旅游

2015 年,13.1%的老年人明确表示未来一年计划外出旅游,9.1%的老年人表示有可能在未来一年外出旅游。其中,城镇老年人未来一年有明确外出旅行计划的占 17.5%,农村老年人占 8.3%。

十九、老年人失能情况

2015 年,全国城乡失能、半失能老年人口在老年人口中的占比为 18.3%,总量约为 4063 万。

二十、老年居住环境适老化情况

老年居住环境建设滞后,农村老年人住所不适老问题尤为突出,58.7%的城乡老年人认为住房存在不适老的问题,在农村老年人中这一比例高达63.2%。

二十一、老年人空巢情况

老年人精神慰藉服务严重不足,农村老年人精神孤独问题尤为突出,空巢老年人(老年夫妇户、独居老人)占老年人口的比例为 51.3%,其中农村为51.7%。

第二节　样本人群基本特征

本研究数据来源于 2013 年第五次国家卫生服务调查中的山东省数据。研究对象是山东省调查样本中 60 岁及以上的常住老年人,共 7070 人。

本次调查采用多阶段分层整群随机抽样的方法进行抽取。由于山东省城乡二元经济结构、自然环境和地理分布的巨大差异,按照山东省 17 个地级市经济发达程度,将其划分为东部、中部和西部。东部:济南、青岛、淄博、东营、烟台、威海;中部:潍坊、济宁、泰安、日照、莱芜;西部:枣庄、临沂、德州、滨州、聊城、菏泽。调查覆盖全省 17 市,共有 20 个县(市、区)、100 个乡镇(街道)、200个村(居委会),每个样本村(居委会)随机抽取 60 户,全省共抽取 12000 户(共33070 人),其中 60 岁及以上的老年人 7841 人,占调查总人数的 23.71%。收取合格的问卷 7070 份,合格率为 90.17%。

为保证数据录入质量,样本数据采取两遍录入的方式。本研究主要使用 Microsoft Excel 2010 和 SPSS17.0 进行描述统计和统计分析。统计分析方法主要包括一般描述性分析、t/F 检验、卡方检验、Logistic 回归、多元线性回归模型等。

一、性别构成情况

样本人群中,男性和女性分别为 2846 和 4224 人,所占比例分别为40.3% 和 59.7%。

二、年龄构成情况

样本人群年龄最大者 101 岁,最小者 60 岁,平均年龄为 69.81 岁。以低龄老年人为主,构成比为 52.4%,其次为中龄老年人,而高龄老年人较少,构成比仅为 8.6%。

三、文化水平构成情况

样本人群受教育年限最高为 19 年,最低为 0 年,平均受教育年限为 4.39 年。老年人文化水平相对较低,其中,小学及以下文化水平者所占比例高达 73.5%,大专及以上文化水平者所占比例仅为 1.4%。

四、婚姻状况构成情况

有配偶和无配偶者(未婚、离异、丧偶)分别有 5739 和 1331 人,所占比例分别为 81.2% 和 18.8%。

五、户口类型

农村户口和城镇户口老年人分别有 4990 和 2080 人,所占比例分别为 70.6% 和 29.4%。

六、医疗保险参与情况

参与与未参与医疗保险的老年人分别为 6952 和 118 人,所占比例分别为 98.3% 和 1.7%。

七、居住方式情况

独居与非独居的老年人分别为 1026 和 6044 人,所占比例分别为 14.5% 和 85.5%。

八、宗教信仰情况

有宗教信仰与无宗教信仰的老年人分别为 207 和 6863 人，所占比例分别为 2.9％和 97.1％。

九、收入情况

样本人群年收入最高为 252000 元，最低为 12797 元，平均年收入为 15982.76元。其中，年收入 15000 元以下者最多，所占比例高达 72.8％。

具体数据如表 3-1 所示。

表 3-1 　　　　　　　　样本人群基本特征

项目	人数	构成比（％）
性别		
男性	2846	40.3
女性	4224	59.7
年龄（岁）		
60～	3706	52.4
70～	2755	39.0
80～	609	8.6
文化水平		
小学及以下	5194	73.5
初中	1315	18.6
高中	464	6.6
大专及以上	97	1.4
婚姻状况		
无配偶	1331	18.8
有配偶	5739	81.2
户口类型		
农村	4990	70.6
城镇	2080	29.4

续表

项目	人数	构成比（%）
医疗保险		
参与	6952	98.3
未参与	118	1.7
居住方式		
非独居	6044	85.5
独居	1026	14.5
宗教信仰		
无	6863	97.1
有	207	2.9
收入水平（元）		
0～	5150	72.8
15000～	960	13.6
30000～	960	13.6

第四章　老年人生存质量

随着年龄的增长,老年人身体机能也随之衰减,因此,其生存质量成为学术界关注的重点。本章首先介绍了生存质量评价的理论基础,在此基础上,对老年人生存质量进行了测评,并确定了影响老年人生存质量的主要因素,从而为相关部门的决策提供实证依据。

第一节　生存质量评价的理论基础

一、生存质量的概念及内涵

生存质量(quality of life,QOL)可理解为生活质量、生命质量等,在社会学领域中一般认为理解为生活质量为佳,社会学领域的 QOL 研究主要分宏观和微观两个层次进行。所谓宏观是指人口群体的生活质量,如世界、国家、地区人口的生存质量;而微观则具体到个体或家庭人口的生活质量研究。在医学、伦理学领域,将生存质量理解为生命质量更能反映其科学特征。有关生存质量的定义和特征,由于各国各民族的生活环境、价值观念不同,对生存质量一直存在不同的理解。

沃克(Walker)认为,生存质量是一个包括生理及心理特征及其受限程度的广泛概念,它描述个人执行功能并从中获得满足的能力。利瓦伊(Levi)认为,生存质量是对个体或群体所感受到的身体、心理、社会各方面良好适应状态的一种综合测量,而测量的结果是用幸福感、满意感或满足感来表示的。

美国医学博士温格(Wenger)认为生存质量由 3 部分组成:①功能状态,即患者进行各种日常生活的能力以及是否能进行正常人所需要的各种常规活动,包括日常生活能力、社会工作能力、智能、情绪状态及经济状况 5 个方面。②重视感受状态,即患者本人评定上述的认识因人而异。③症状,生存质量可由疾病本身所致的状态及各种治疗引起的副作用而改变。

随着生存质量在各相关学科的研究深入,目前被广泛认同的观点是:生存质量是对由个体或群体所感受到躯体、心理、社会各方面良好适应状态的一种综合测量。这种多维结构由3个方面组成:①躯体健康:包括患病情况、慢性症状及自我评价的健康;②心理健康:包括焦虑、抑郁、认知、幸福感、满意程度等内容;③社会健康:涉及社会网络的大小、社会交往是否频繁、社会参与程度等。

WHO的定义:不同文化和价值体系中的个体对与他们生活目标、期望、标准以及所关心事情有关的生活状态的体验。这是一个内涵广泛的概念,包含了个体生理、心理、社会功能及物质状态4个方面,比前面的三维结构更加全面。在这个定义之下,生存质量主要指个体的主观评价,是患者的生理、心理、精神、社会多方面功能、经济和环境条件的综合反映,非常全面地反映了人的生存状态,对临床、伦理和卫生决策有重要意义。

二、生存质量的测量

生存质量的测量一般可采用两种方法:观察法和患者自我报告法。观察法是指医生、护士、患者家属或研究人员对患者进行观察,给患者的生存质量打分。观察法一般误差较大,但是"比较客观",测量时应具有严格的规范以便尽量减少不同观察人员之间的误差。患者自我报告法是最常用的测量生存质量的方法,即通过患者回答研究人员所提出的问题进行测量,研究人员可让患者自答,也可让患者面对面地直接回答调查人员提出的事先准备好的问题。生存质量是一个主观性较强的概念,因此,主要通过研究对象的主观感受及自身评价来测评。采用患者自我报告进行生存质量研究的方法中,生存质量量表是主要的测量工具和手段。目前已报道的生存质量量表有百余种,其适宜的对象、范围和特点各异。霍伦(Hollen)等根据生存质量量表研究对象不同,将量表分为5种类型,分别为一般健康调查表、疾病专门化量表、老年人及妇女的生存质量调查表、临床各种干预措施的疗效评价表、评价个人对卫生保健的需求和保健效果量表。

目前最常用和公认的生存质量普适疾病影响量表(SIP,1975),一般适用于任何疾病患者的健康状况评价;健康质量量表(quality of being life,1976)是研究慢性病健康寿命的量表;诺丁汉健康量表(Nottingham Health Profile,1980)是用来评价人群健康状况的测量工具;此外,还有健康调查简表(MOS SF-36)、世界卫生组织生存质量测定量表(WHOQOL-100)和世界卫生组织生存质量测定量表简表(WHOQOL-BREF)等。

其中,MOS SF-36 是美国医学结局研究所(Medical Outcomes Study, MOS)开发的一个生存质量普适性的测量量表,形成了不同条目不同语言背景的多种版本。1990~1992 年,含有 36 个条目的健康调查问卷简化版 SF-36 的不同语言版本相继问世,包括生理机能、生理职能、躯体疼痛、一般健康状况、精力、社会功能、情感职能、精神健康等多个方面。MOS SF-36 被广泛应用于普通人群的生存质量测量、临床试验效果评价及卫生政策评估等领域。研究证明,MOS SF-36 具有较好的信度和效度,适合中国人群使用。

WHOQOL-100 是世界卫生组织根据生存质量的概念研制出的用于测定生存质量的量表,是在近 15 个国家不同文化下经数年的通力合作研制而成的,并已在 37 个地区中心进行了考核,用于评价一段时间内的生存质量,如慢性患者及化疗后生存质量等。此量表含有 100 个问题,有相应的 29 种语言版本在世界各地使用。此量表以克朗巴赫信度系数为指标,该系数在量表的 6 个领域中,生理领域最低,为 0.4169,环境领域最高,为 0.9323,因此量表具有较好的信度。此量表还具有较好的内容效度、区分效度和结构效度。世界卫生组织生存质量测定量表可以用于广阔的领域,例如用于临床实践,用于制定地区的生存质量,用于观察干预手段对生存质量的影响等。当疾病的愈后仅仅是部分恢复,治疗只是缓解症状而不是治愈时,用量表来考察生存质量也是很有意义的。

WHOQOL-100 包含 100 个条目,覆盖了生存质量有关的 6 个领域和 24 个方面,有生理领域、心理领域、独立性领域、社会关系领域、环境领域、精神支柱/宗教/个人信仰。每个方面有 4 个问题,再加上 4 个有关整体健康和总体生存质量的问题,共 100 个问题。各个领域和方面的得分均为正向得分,即得分越高,生存质量越好,制定者并不推荐量表所有条目得分相加计算总分。考察一般健康状况和生存质量的 4 个问题的得分相加,总分可作为评价生存质量的一个指标。除了原版的 100 个问题,中文版还附加了 3 个问题,即家庭摩擦问题、食欲问题、生存质量的总评价。

在流行病的研究中,WHOQOL-100 能够帮助获得特定人群的详细生存质量的资料,以便人们理解疾病,发展治疗手段。由于使用了 WHOQOL-100 而使得国际多中心的生存质量研究成为可能,而且不同地区的研究结果能够进行比较,这是有些量表所不能比拟的。

WHOQOL-BREF 是因为 WHOQOL-100 的冗长不便发展而来的,发展为世界卫生组织生存质量测定量表简表。简表包括生理领域、心理领域、社会关系领域、环境领域共 26 个条目。对简表进行信度和效度的考核,发现简表具有较好的内部一致性、良好的区分效度和结构效度。简表各个领域的得分与WHOQOL-100 相应领域的得分具有较高的相关性,皮尔森(Pearson)相关系数最低为 0.89（社会关系领域），最高为 0.95（生理领域），在测量与生存质量有关的各个领域的得分上能够替代 WHOQOL-100。

第二节　老年人生存质量影响因素分析

老年人生命质量测评分数为 24.122±3.908，得分率为 80.41％，说明老年人生命质量相对较高。

一、一般特征与生命质量

（一）单因素分析结果

1. 性别与生命质量

男性与女性老年人，生命质量测评分数分别为 24.347±3.944 和 23.955±3.875。经检验，不同性别的老年人生命质量也不同，前者高于后者，差异有统计学意义（$t=4.138, p=0.000$）。

2. 年龄与生命质量

低龄、中龄和高龄老年人，生命质量测评分数分别为 24.226±3.874、24.038±3.914 和 23.757±4.057。经检验，不同年龄组的老年人生命质量也不同，差异有统计学意义（$F=4.604, p=0.010$）。

3. 文化水平与生命质量

文化水平越高的老年人生命质量测评分数也越高，小学及以下文化水平的老年人生命质量测评分数为 23.841±3.919，大专及以上文化水平的老年人生命质量测评分数为 25.619±3.861。经检验，文化水平不同的老年人生命质量也不同，差异有统计学意义（$F=38.284, p=0.000$）。

4. 婚姻状况与生命质量

有配偶与无配偶的老年人，生命质量测评分数分别为 24.245±3.883 和 23.542±3.963。经检验，婚姻状况不同的老年人生命质量也不同，前者高于后者，差异有统计学意义（$t=5.921, p=0.000$）。

5. 居住方式与生命质量

独居与非独居的老年人，生命质量测评分数分别为 23.249±3.923 和 24.259±3.886。经检验，居住方式不同的老年人生命质量也不同，后者高于前者，差异有统计学意义（$t=7.691, p=0.000$）。

6. 收入水平与生命质量

收入水平越高的老年人生命质量测评分数也越高,年收入 15000 元以下的老年人生命质量测评分数为 23.766±3.903,30000 元及以上年收入的老年人测评分数为 25.297±3.725。经检验,收入水平不同的老年人生命质量也不同,差异有统计学意义($F=80.250, p=0.000$)。

7. 户口类型与生命质量

农村户口与城镇户口的老年人,生命质量测评分数分别为 23.787±3.946 和 24.893±3.701。经检验,户口类型不同的老年人生命质量也不同,后者高于前者,差异有统计学意义($t=10.939, p=0.000$)。

8. 慢性病与生命质量

有慢性病与无慢性病的老年人,生命质量测评分数分别为 23.634±3.941 和 25.172±3.615。经检验,二者生命质量不同,后者高于前者,差异有统计学意义($t=16.105, p=0.000$)。

9. 规律体育活动与生命质量

有规律体育活动与无规律体育活动的老年人,生命质量测评分数分别为 25.264±3.543 和 24.021±3.921。经检验,二者生命质量不同,前者高于后者,差异有统计学意义($t=7.023, p=0.000$)。

综上所述,单因素分析结果显示,与老年人生命质量相关的因素为:性别、年龄、文化水平、婚姻状况、居住方式、收入水平、户口类型、慢性病患病情况和规律体育活动。具体数据如表 4-1 所示。

表 4-1　　　　老年人生命质量单因素分析结果

项目	人数	生命质量分数		t/F 值	p 值
		平均值	标准差		
性别				4.138	0.000
男性	2846	24.347	3.944		
女性	4224	23.955	3.875		
年龄(岁)				4.604	0.010
60～	3706	24.226	3.874		
70～	2755	24.038	3.914		
80～	609	23.757	4.057		

续表

项目	人数	生命质量分数		t/F 值	p 值
		平均值	标准差		
文化水平				38.284	0.000
小学及以下	5194	23.841	3.919		
初中	1315	24.614	3.742		
高中	464	25.418	3.782		
大专及以上	97	25.619	3.861		
婚姻状况				5.921	0.000
无配偶	1331	23.542	3.963		
有配偶	5739	24.245	3.883		
居住方式				7.691	0.000
独居	1026	23.249	3.923		
非独居	6044	24.259	3.886		
收入水平（元）				80.250	0.000
0～	5150	23.766	3.903		
15000～	960	24.784	3.791		
30000～	960	25.297	3.725		
户口类型				10.939	0.000
农村	4990	23.787	3.946		
城镇	2080	24.893	3.701		
慢性病				16.105	0.000
有	4870	23.634	3.941		
无	2200	25.172	3.615		
规律体育活动				7.023	0.000
有	522	25.264	3.543		
无	6548	24.021	3.921		

（二）多因素分析

以生命质量得分为因变量，以单因素分析中有统计学意义的因素为自变量,建立多元线性回归方程,各因素编码情况如表 4-2 所示。

表 4-2　　　　　　老年人生命质量影响因素编码

因素	编码
因变量	
生命质量得分	实测值
自变量	
性别	0＝女性;1＝男性
年龄(岁)	1＝60～;2＝70～;3＝80～
文化水平	1＝小学及以下;2＝初中;3＝高中;4＝大专及以上
婚姻状况	0＝有配偶;1＝无配偶
户口类型	0＝城镇户口;1＝农村户口
居住方式	0＝非独居;1＝独居
收入水平(元)	1＝0～;2＝15000～;3＝30000～
慢性病	0＝无慢性病;1＝有慢性病
规律体育活动	0＝无;1＝有

分析结果显示,与老年人生命质量相关的因素为:文化水平、户口类型、居住方式、收入水平、慢性病、规律体育活动,详见表 4-3。

表 4-3　　　　　　老年人生命质量多因素分析结果

变量	偏回归系数	标准误	标准偏回归系数	t 值	p 值
常数	24.616	0.230		107.042	0.000
性别	0.164	0.096	0.021	1.695	0.090
年龄	−0.073	0.072	−0.012	−1.010	0.313
文化水平	0.300	0.077	0.051	3.895	0.000
婚姻状况	−0.002	0.140	0.000	−0.011	0.991
户口类型	−0.540	0.119	−0.063	−4.525	0.000
居住方式	−0.874	0.150	−0.079	−5.819	0.000
收入水平	0.430	0.079	0.079	5.459	0.000
慢性病	−1.466	0.097	−0.174	−15.044	0.000
规律体育活动	0.673	0.176	0.045	3.830	0.000

老年人生命质量与文化水平呈显著正相关，文化水平越高的老年人生命质量越好（$\beta = 0.051, p = 0.000$）。

与城镇户口的老年人相比，农村户口的老年人生命质量较差，差异有统计学意义（$\beta = -0.063, p = 0.000$）。

与非独居的老年人相比，独居的老年人生命质量较差，差异有统计学意义（$\beta = -0.079, p = 0.000$）。

老年人生命质量得分与年收入呈显著正相关，收入水平越高的老年人生命质量也越好（$\beta = 0.079, p = 0.000$）。

与无慢性病的老年人相比，有慢性病的老年人生命质量较差，差异有统计学意义（$\beta = -0.174, p = 0.000$）。

与无规律体育活动的老年人相比，有规律体育活动的老年人生命质量相对较好，差异有统计学意义（$\beta = 0.045, p = 0.000$）。

二、效能感、心理弹性、自理能力与生命质量的关系

老年人生命质量得分与自我心理弹性、自我效能感及日常生活自理能力（activity of daily living，ADL）得分的相关系数分别为 0.571、0.503 和 -0.268，均有统计学意义，详见表 4-4。

表 4-4　　　　　　　　　老年人生命质量相关性分析

	自我心理弹性	自我效能感	ADL
相关系数	0.571	0.503	-0.268
p 值	0.000	0.000	0.000

以生命质量得分为因变量，以自我心理弹性、自我效能感及日常生活自理能力得分为自变量，建立多元线性回归方程。

分析结果显示，自我心理弹性得分越高，生命质量得分也越高，差异有统计学意义（$\beta = 0.434, p = 0.000$）。自我效能感得分越高，生命质量得分也越高，差异有统计学意义（$\beta = 0.211, p = 0.000$）。ADL 得分越高，生命质量得分则越低，差异有统计学意义（$\beta = -0.149, p = 0.000$）。详见表 4-5。

表 4-5　　　　　　　　　老年人生命质量多元回归模型

变量	偏回归系数	标准误	标准偏回归系数	t 值	p 值
常数	13.572	0.275		49.265	0.000
自我效能感得分	0.102	0.006	0.211	18.030	0.000

续表

变量	偏回归系数	标准误	标准偏回归系数	t 值	p 值
自我心理弹性得分	0.237	0.006	0.434	37.799	0.000
ADL 得分	−0.140	0.009	−0.149	−15.631	0.000

表中数据说明,自我效能感越好的老年人,生命质量则越高;自我心理弹性越好的老年人,生命质量则越高;日常生活自理能力越低的老年人,生命质量也越低。

第五章　老年人孤独感

孤独感是老年人最常见的主观心理感受或体验之一,是一种不愉快的、令人痛苦的感觉,常伴有寂寞、无助、郁闷等不良情绪反应和难耐的精神空落感,严重影响老年人的生活质量和身心健康水平,已成为一个重大的公共卫生问题及心理议题。

第一节　理论基础

一、概念、内涵及测量

关于孤独感的操作性定义目前尚无一个统一、公认的标准。西格蒙德·弗洛伊德(Sigmund Freud)在 1939 年首次使用"孤独感",认为当个体感受到孤独后,个体内心体验将会发生改变。学界关于孤独感的定义大体可分为两类:一类定义强调主观愿望与客观实际之间的差距导致孤独感的产生,包括韦斯(Weiss)、佩普卢(Peplau)、珀尔曼(Perlman)、岑国祯等所下定义;另一类定义则更强调主观感受,包括德容·吉尔维尔德(De Jong Gierveld)、黄希庭、吴捷等所下定义。然而,不管何种定义,其共同点是孤独感是由于个体感知到社会关系缺失而引起的一种不愉快的、令人痛苦的主观体验。同时,研究者们对孤独感的分类方法也不尽相同。按照不同的维度,分为一维、二维(社交孤独和情感孤独)等;按照时间特征,分长期性孤独、情境性孤独和暂时性孤独。本研究采用罗素(Russell)对孤独感的定义,认为孤独感是一维的情绪反应,即社会交往的渴望与实际水平产生差距时而产生的情绪反应。

研究者对孤独感不同的操作性定义、研究目的和研究假设,决定不同测量工具的选择。目前测量孤独感的方法有很多种,可概括为两种方式:一是采用单个自我报告的条目直接询问,例如"您是否感到孤独";二是采用多个条目进行测量,包括 UCLA 孤独量表(University of California Los Angeles loneliness scale,ULS)、情感-社交孤独量表(emotional and loneliness scales)、Rasch 孤独量表(a Rasch-type loneliness scale)等。其中,UCLA 孤独量表是我国应用最广泛的自陈式孤独测量工具之一。该量表有 4 条目(ULS-4)和 8 条目(ULS-8)两种简化版本,主要测量研究对象对社会交往的渴望与实际水平的差距而产生的孤独感。

二、国内外研究进展

(一)老年人孤独感的发生率

萨维科(Savikko)等采用单个条目对芬兰随机抽取的大城市、小城市、农村共 6 个地区 3915 例 75 岁以上老年人进行调查发现,39%的老年人感到孤独,5%经常或总是感到孤独。林德尔·斯蒂兹(Lyndall Steed)同时采用单个条目、UCLA 量表及 De Jong Gierveld 孤独量表,调查了 353 名 65 岁以上的老年人,发现 7%的老年人感到重度孤独,31.5%有时感到孤独。马尔扎·阿尔森(Marja Aartsen)采用单个条目对芬兰坦佩雷市 469 名 60 岁以上老年人进行 28 年前瞻性研究发现,其孤独感的发生率为 37.1%。

国内关于老年人孤独感的研究报道较少。王国英采用 UCLA-20 量表对我国安徽省农村地区 5652 例 60 岁以上的老年人进行调查,发现 8.1%的老年人有中、重度孤独感。杨克明等从两次针对老年人的全国性调查研究发现,中国 1992 年、2000 年老年人孤独感发生率分别为 15.6%和 29.6%。

(二)老年人孤独感发生的影响因素

孤独感的产生是内部及外部环境共同作用的结果。目前,关于老年人孤独感影响因素的研究较多,现分述如下。

1.性别与孤独感的关联研究

目前关于孤独感与性别关联的研究尚无定论,有些学者认为不同性别的人孤独感差异并无统计学意义,而相关研究中的孤独感性别差异可能与测量工具有关,即在测量工具中是否使用"孤独"一词。Marja Aartsen 采用包含"孤独"字眼的单一条目"您是否感到孤独"发现女性孤独感高于男性,女性是老年期孤独感发生的危险因素,OR 值的 95%置信区间为 1.08~2.33。霍克利(Hawkley)采用 UCLA 孤独量表间接了解孤独感的情况,发现性别与孤独感无显著关联。因此,孤独感的性别差异可能与心理测量的方法学有关。

在使用"孤独"字眼测量工具的研究中,孤独感的性别差异可能归因于社会对女性报告孤独比对男性报告孤独持更宽容的态度,男性报告孤独可能比女性报告孤独更受歧视;同时,"孤独"一词,其消极意义可表达为一种不好的甚至不被社会所欢迎的负性体验或状态,易使男性或社会关系不足的人群否认其处于孤独状态,造成孤独感发生率的报告偏倚。因此,有学者认为在对孤独感测量过程中直接使用"孤独"一词,将会降低孤独感的报告率。

2. 年龄与孤独感的关联研究

相关研究表明,孤独感与年龄显著相关,但这种关联具有不一致性。关于孤独感与年龄关系的研究显示,孤独感与年龄增长呈非线性的"U"形结构,孤独感平均得分青少年期高,成年早期及中年期呈下降趋势,而在老年期稍有所上升,新西兰的一份社会报告中亦得到相似结果。一项荟萃分析发现,孤独感与年龄呈弱相关,但与年龄偏大的老年人呈强相关。这可能是因为:人际关系丧失,如丧偶或朋友去世;日常活动能力受限;慢性疾病高发使得社会联系减少。

3. 婚姻状况与孤独感的关联研究

婚姻状况是孤独感的相关因素,婚姻状况不稳定是孤独感发生的危险因素,婚姻状况不稳定者比稳定者有更高的孤独感评分。与其他婚姻状况相比,丧偶可以增加孤独感发生风险,尤以丧偶发生在最近 6 年最为明显。同时,单身未婚的老年人,孤独评分比已婚的老年人高。

4. 户口类型与孤独感的关联研究

老年人孤独感城乡差异的研究结果并不一致。迪伊(Dee)的研究发现,城市老年人孤独感发生率高于农村老年人,并认为可能原因是城市社区的老年人往往被家人、朋友、邻居忽略;相反,农村社区能够为老年人提供更多的社会支持,彼此密切联系。穆林斯(Mullins)在美国的研究则发现,老年人孤独感没有城乡差异。而萨维科(Savikko)等对芬兰随机抽取的大城市、小城市、农村共 6个地区的老年人进行调查发现,孤独感的发生率为农村＞小城市＞大城市。不同研究结果之间的差异可能与社会构成情况不同有关。我国目前的城乡差异可能更接近芬兰的情况,即农村青壮年大量迁移到城市,导致农村老年人孤独感较为明显,国内胡宏伟与王希华等的研究结果也支持这一点。

5. 社会支持与孤独感的关联研究

老年人孤独感与其获得的社会支持显著负相关。不同国家、不同角度的研究都一致地发现良好的社会支持系统可以有效预防孤独感的发生,而缺乏社会支持与孤独感关系密切。周(Chou)采用横断面研究对中国香港地区 2003 例60 岁以上的老年人进行调查,发现子女不在身边或无子女是孤独感发生的危险因素,且这种趋势在男性老年人中更为明显。国内的其他调查也发现与非空巢老年人相比,空巢老年人有着较低的社会支持和经济收入,更易产生孤独感。王国英等的研究发现,孤独感与社会支持呈负相关(相关系数为－0.35),且孤独感与主观社会支持的相关(相关系数为-0.41)比客观社会支持(相关系数为-0.07)要密切。

6.躯体疾病与孤独感的关联研究

孤独感与老年人躯体疾病患病率存在相互作用。一方面,孤独感可能增加躯体疾病的患病可能。Hawkley等对50～68岁的中老年人进行4年的跟踪研究发现,较高的孤独感水平将使研究对象收缩压升高,增加高血压患病率。另一方面,患躯体疾病的老年人由于躯体活动受限,可能体验到更高水平的孤独感。有研究发现,老年人听觉、视觉功能的下降,患有肺部疾病、关节炎等慢性疾病都增加了孤独感的发生率。有躯体残疾或患有老年慢性疾病者比无慢性疾病者孤独评分要高,且慢性病患病个数是老年人孤独感发生的危险因素。

7.自理能力与孤独感的关联研究

2011年全国老龄工作委员会办公室的调查显示,我国农村完全失能老年人占老年人的比例为6.9%,而农村完全失能老年人常常感到孤独的比例则达到了50.9%,城市为41.1%,失能是老年人孤独感发生的高危因素。

另外,相关研究一致发现,独居老年人孤独感显著高于非独居老年人;部分研究发现,较低的文化程度、较差的经济状况亦与孤独感有较大的相关。

第二节　孤独感量表的检验

一、量表的效度检验

对 ULS-8 量表各条目进行 KMO 和巴特利特(Bartlett's)检验,结果为 KMO=0.890,χ^2=29871.488,p=0.000,说明适合进行因子分析。

采用探索性主成分分析法,提取特征值大于1的主成分,ULS-8 量表各条目累计方差贡献率为 68.644%,详见表 5-1。进一步进行最大化正交旋转(varimax),提取 8 个因子,得到各条目在 2 个主成分上的因子载荷量矩阵,详见表 5-2。其中,条目 1、2、4、5、7、8 归于主成分 1,而条目 3 和 6 归于主成分 2。而 ULS-8 量表是一维的,显然,主成分分析结果与此是冲突的,因此,建议剔除条目 3 和 6,并进一步检验。

表 5-1 　　　　　　　ULS-8 量表各条目主成分分析结果

主成分	因子载荷量			最大方差旋转因子载荷量		
	特征根	比重（%）	累计（%）	特征根	比重（%）	累计（%）
1	4.469	55.865	55.865	3.983	49.792	49.792
2	1.022	12.779	68.644	1.508	18.852	68.644

表 5-2 　　　　　　　ULS-8 量表各条目的因子载荷量矩阵

条目	公因子	
	1	2
条目 1:缺少别人的陪伴	0.758	
条目 2:没有人可以寻求帮助	0.738	
条目 4:我感到被冷落	0.861	
条目 5:我感到和其他人疏远了	0.835	
条目 7:我因为很少与别人来往而感到伤心	0.821	
条目 8:虽然身边有人陪,但没人关心我	0.805	
条目 3:我是一个愿意交朋友的人		0.882
条目 6:当我想要人陪的时候,我能找到人陪我		0.707

　　剔除两个条目后,对 ULS-6 量表各条目进行 KMO 和 Bartlett's 检验,结果为 KMO＝0.880,χ^2＝26980.725,p＝0.000,说明适合进行因子分析。

　　采用探索性主成分分析法,只可以提取一个特征值大于 1 的公因子,累计方差贡献率为 68.319%,详见表 5-3。各条目的因子载荷量矩阵见表 5-4。可见剔除两个条目后的 ULS-6 量表符合原量表因素结构,能获得良好的专业解释。

表 5-3 　　　　　　　ULS-6 量表各条目主成分分析结果

主成分	因子载荷量			最大方差旋转因子载荷量		
	特征值	比重（%）	累计（%）	特征值	比重（%）	累计（%）
1	4.099	68.319	68.319	4.099	68.319	68.319

表 5-4   **ULS-6 量表各条目的因子载荷量矩阵**

条目	公因子
	1
条目 1：缺少别人的陪伴	0.774
条目 2：没有人可以寻求帮助	0.790
条目 4：我感到被冷落	0.878
条目 5：我感到和其他人疏远了	0.868
条目 7：我因为很少与别人来往而感到伤心	0.829
条目 8：虽然身边有人陪，但没人关心我	0.814

二、量表的信度检验

（一）条目-总分相关系数

ULS-8 量表各条目与总分的相关系数为 0.506～0.835，各条目之间的相关系数为 0.209～0.836，相关均有统计学意义，详见表 5-5。

ULS-6 量表各条目与总分的相关系数为 0.790～0.868，各条目之间的相关系数为 0.554～0.836，相关均有统计学意义，详见表 5-6。说明，在剔除两个条目后，量表各条目与总分、各条目之间的相关性依然较好。

表 5-5   **ULS-8 量表各条目与总分、各条目之间的相关性分析结果**

条目	条目 1	条目 2	条目 3	条目 4	条目 5	条目 6	条目 7	条目 8	总分
条目 1	1	0.604**	0.215**	0.588**	0.557**	0.333**	0.564**	0.559**	0.753**
条目 2		1	0.294**	0.589**	0.611**	0.372**	0.554**	0.582**	0.784**
条目 3			1	0.246**	0.285**	0.360**	0.209**	0.223**	0.506**
条目 4				1	0.836**	0.361**	0.675**	0.631**	0.828**
条目 5					1	0.400**	0.656**	0.614**	0.835**
条目 6						1	0.381**	0.337**	0.612**
条目 7							1	0.656**	0.788**
条目 8								1	0.773**
总分									1

注：** 表示 $p < 0.05$。

表 5-6　　　ULS-6 量表各条目与总分、各条目之间的相关性分析结果

条目	条目 1	条目 2	条目 4	条目 5	条目 7	条目 8	总分
条目 1	1	0.604**	0.588**	0.557**	0.564**	0.559**	0.790**
条目 2		1	0.589**	0.611**	0.554**	0.582**	0.801**
条目 4			1	0.836**	0.675**	0.631**	0.868**
条目 5				1	0.656**	0.614**	0.859**
条目 7					1	0.656**	0.824**
条目 8						1	0.812**
总分							1

注：＊＊表示 $p < 0.05$。

（二）内部一致性信度

ULS-8 量表 8 个条目的总的克朗巴哈系数（Cronbach's α）为 0.872，剔除条目 6 后总的 Cronbach's α 并未发生任何改变，剔除条目 3 后总的 Cronbach's α 上升为 0.891，而同时剔除条目 3 和条目 6 后，总的 Cronbach's α 进一步上升为 0.905。

第三节　ULS-6 量表的应用

调查结果显示，老年人 ULS-6 量表测评分数为 8.040±3.641，现对其影响因素分析如下。

一、老年人一般特征与孤独感

（一）单因素分析

单因素分析结果显示，与老年人孤独感相关的因素有 8 个，分别为年龄、文化水平、婚姻状况、居住方式、收入水平、户口类型、慢性病、规律体统活动，详见表 5-7。

1. 性别与孤独感

男性与女性老年人，孤独感测评分数分别为 8.040±3.627 和 8.040±3.650。经检验，不同性别的老年人孤独感并无统计学差异（$t = 0.007$，$p = 0.994$）。

2. 年龄与孤独感

年龄越大的老年人,孤独感测评分数越高。60～69 岁的老年人为 7.977±3.642,80 岁及以上的老年人则为 8.475±4.015。经检验,不同年龄组的老年人孤独感也不同,差异有统计学意义($F=4.907,p=0.007$)。

3. 文化水平与孤独感

小学及以下文化水平的老年人,孤独感测评分数最高,为 8.126±3.710,其次为初中文化水平的老年人,而大专及以上文化水平的老年人测评分数最低,为 7.278±3.125。经检验,不同文化水平的老年人孤独感也不同,差异有统计学意义($F=4.832,p=0.002$)。

4. 婚姻状况与孤独感

无配偶与有配偶的老年人,孤独感测评分数分别为 9.120±4.352 和 7.790±3.407。经检验,婚姻状况不同的老年人孤独感也不同,差异有统计学意义($t=10.431,p=0.000$)。

5. 居住方式与孤独感

独居与非独居的老年人,孤独感测评分数分别为 9.077±4.393 和 7.864±3.467。经检验,居住方式不同的老年人孤独感也不同,差异有统计学意义($t=8.411,p=0.000$)。

6. 收入水平与孤独感

收入水平越高的老年人,孤独感测评分数越低。15000 元以下年收入的老年人为 8.215±3.799,30000 元及以上年收入的老年人则为 7.542±3.112。经检验,收入水平不同的老年人孤独感也不同,差异有统计学意义($t=22.129,p=0.000$)。

7. 户口类型与孤独感

农村户口与城镇户口的老年人,孤独感测评分数分别为 8.238±3.822 和 7.564±3.115。经检验,户口类型不同的老年人孤独感也不同,前者高于后者,差异有统计学意义($t=7.734,p=0.000$)。

8. 慢性病与孤独感

有慢性病与无慢性病的老年人,孤独感测评分数分别为 8.279±3.858 和 7.511±3.042。经检验,二者孤独感不同,前者高于后者,差异有统计学意义($t=9.014,p=0.000$)。

9. 规律体育活动与孤独感

有规律体育活动与无规律体育活动的老年人,孤独感测评分数分别为 7.253±3.699 和 8.103±2.690。经检验,二者孤独感不同,后者高于前者,差异有统计学意义($t=6.729,p=0.000$)。

表 5-7 老年人孤独感的单因素分析结果

项目	人数	测评分数	t/F 值	p 值
性别			0.007	0.994
男性	2846	8.040±3.627		
女性	4224	8.040±3.650		
年龄（岁）			4.907	0.007
60～	3706	7.977±3.642		
70～	2755	8.028±3.546		
80～	609	8.475±4.015		
文化水平			4.832	0.002
小学及以下	5194	8.126±3.710		
初中	1315	7.893±3.511		
高中	464	7.655±3.249		
大专及以上	97	7.278±3.125		
婚姻状况			10.431	0.000
无配偶	1331	9.120±4.352		
有配偶	5739	7.790±3.407		
居住方式			8.411	0.000
非独居	6044	7.864±3.467		
独居	1026	9.077±4.393		
收入水平（元）			22.129	0.000
0～	5150	8.215±3.799		
15000～	960	7.599±3.147		
30000～	960	7.542±3.112		
户口类型			7.734	0.000
农村	4990	8.238±3.822		
城镇	2080	7.564±3.115		
慢性病			9.014	0.000
有	4870	8.279±3.858		
无	2200	7.511±3.042		

续表

项目	人数	测评分数	t/F 值	p 值
规律体育活动			6.729	0.000
有	522	7.253±3.699		
无	6548	8.103±2.690		

(二)多因素分析

以有统计学意义的 8 个社会人口学因素为自变量,以孤独感测评分数为因变量,建立多元线性回归模型。回归结果显示,与老年人孤独感相关的社会人口学特征为婚姻状况、户口类型、居住方式、收入水平、慢性病和规律体育活动,详见表 5-8。

表 5-8　　　　　　老年人孤独感的多因素分析结果

变量	偏回归系数	标准误	标准偏回归系数	t 值	p 值
常数	7.219	0.218		33.187	0.000
年龄	−0.040	0.068	−0.007	−0.589	0.556
文化水平	0.044	0.072	0.008	0.621	0.535
婚姻状况	0.971	0.131	0.104	7.399	0.000
户口类型	0.456	0.111	0.057	4.102	0.000
居住方式	0.621	0.142	0.060	4.369	0.000
收入水平	−0.157	0.074	−0.031	−2.112	0.035
慢性病	0.713	0.092	0.091	7.748	0.000
规律体育活动	−0.557	0.166	−0.040	−3.353	0.001

二、效能感、心理弹性、自理能力与孤独感的关系

ULS-6 得分与自我心理弹性、自我效能感及日常生活自理能力得分的相关系数分别为−0.215、−0.241 和 0.136,均有统计学意义,详见表 5-9。

表 5-9　　　　　　老年人孤独感相关性分析

	自我心理弹性	自我效能感	ADL
相关系数	−0.215	−0.241	0.136
p 值	0.000	0.000	0.000

以 ULS-6 得分为因变量,以自我心理弹性、自我效能感及日常生活自理能力得分为自变量,建立多元线性回归方程。

分析结果显示,自我心理弹性得分越高,ULS-6 得分越低,差异有统计学意义($\beta = -0.151, p = 0.000$)。自我效能感得分越高,ULS-6 得分越低,差异有统计学意义($\beta = -0.162, p = 0.000$)。ADL 得分越高,ULS-6 得分也越高,差异有统计学意义($\beta = 0.081, p = 0.000$)。详见表 5-10。

表 5-10 老年人孤独感多元回归模型

变量	偏回归系数	标准误	标准偏回归系数	t 值	p 值
常数	12.161	0.316		38.482	0.000
自我心理弹性得分	−0.077	0.007	−0.151	−10.686	0.000
自我效能感得分	−0.073	0.006	−0.162	−11.264	0.000
ADL 得分	0.071	0.010	0.081	6.896	0.000

说明,自我效能感越好的老年人,孤独感越低;自我心理弹性越好的老年人,孤独感也越低;日常生活自理能力越低的老年人,孤独感则越高。

第六章　老年人失能

随着中国农村和城市居民期望寿命的逐渐增高,人口老龄化带来的诸多健康相关问题日益突显,增龄相关健康问题不仅限于人们传统关注较多的各类躯体疾病,如高血压、糖尿病、脑卒中等,还包括空巢、孤独等社会问题带来的心理和行为障碍。衰老、疾病和疾病所致躯体障碍以及心理、行为问题共同导致的老年人日常生活能力下降、社会功能衰退,降低了老年人的生活质量,并加重了家庭和社会的负担。

第一节　老年人失能理论基础

国际"功能、残疾和健康分类"明确指出,功能健康应包括身体结构和功能、活动及参与3个部分。失能在很大程度上是这3个部分共同作用的综合体现,是与老年人生活质量相关的重要课题,也是力求使老年人度过一个有尊严而幸福的晚年所必须关注的重要问题之一。

现今,我国老年人已经成为失能人群的主体。促进社会和谐发展,关注老年人功能障碍已经成为当下避不开的话题。老年人失能包括躯体功能障碍、认知功能障碍和情绪行为问题、日常生活活动功能障碍以及社会参与功能障碍,是疾病和其他个人、家庭和社会因素共同造成的缺陷。需要注意的是,既往人们往往关注疾病所导致的较为严重、明显的功能障碍,但忽略了从健康状态到疾病状态其实是一个连续谱,许多老年人的临床症状和功能障碍程度虽然未达到疾病诊断标准,但对其日常生活功能、参与社会活动、提高生活质量已造成明显不良影响;且可进一步进展,或导致继发疾病,进一步损害老年人健康,比如老年人自觉的"虚弱""抑郁情绪""主观认知受损"等。这一类群体往往较明确的患病群体更为庞大,其带来的失能问题不容忽视。

一、躯体功能障碍

1.年躯体运动功能障碍

老年人随着年龄增长,身体器官的结构和功能逐渐发生增龄变化,机能逐渐衰弱,乃至发生各类疾病和损伤,导致不同程度的运动功能障碍。运动功能障碍往往又成为导致继发疾病的因素(如由于卧床而导致肺炎),或成为阻碍老年人发挥正常生活功能、参与社会活动的障碍。

与增龄相关的肌肉、骨骼、关节等运动器官损伤,心肺相关疾病导致其功能下降,神经系统疾病等都是常见导致老年人运动功能障碍的疾病。运动器官疾病常见的包括骨质疏松、骨折(如股骨颈骨折、桡骨远端骨折等)、关节损伤(如半月板损伤、关节疾病等)等;心肺疾病常见有冠心病、各种原因导致慢性心功能不全、慢性阻塞性肺病等;神经系统疾病,如脑卒中、帕金森病等,也可由于运动中枢损伤而导致严重的躯体运动功能障碍。

除疾病外,衰老本身带来的躯体运动器官机能衰退、营养摄入不足等问题可导致老年人运动耐力下降、运动相关损伤增多等问题。

2.心肺功能障碍

由于衰老、不良生活习惯和疾病导致的心肺功能障碍是老年人群中常见的功能问题,在很大程度上限制了老年人的运动耐力和功能活动,并引起继发健康问题。

引起老年人心肺功能障碍的常见疾病有慢性阻塞性肺病、肺炎、因各种原因而进行的开胸手术、冠心病、心律失常等。而与心肺功能障碍相关的不良生活习惯和危险因素包括长期吸烟、饮酒、肥胖、久坐少动等。对心肺功能障碍的干预,纠正不良生活习惯与治疗原发疾病等相辅相成,不可偏废。

3.进食及排便功能障碍

随着脑卒中、脊髓炎、帕金森病等神经系统疾病发病率的增高,衰老伴随的器官退行性改变(如前列腺增生),以及部分药物的副作用,老年人中存在进食及排便障碍的人数逐渐增多,严重影响了老年人的生活质量,同时也是导致重大疾病的隐患(如由于误吸导致重症肺炎)。

二、老年认知功能障碍和情绪、行为相关问题

1.老年认知功能障碍

认知功能包括注意、记忆、语言、思维逻辑和解决问题的能力等多方面功能。正常的衰老过程一般伴随部分认知功能的逐渐减退,包括注意、记忆、执行功能等;但同时也有部分认知功能随着年龄增长可能得到更多发展,如抽象和

深入思考的能力等。正常衰老相关的认知功能减退,一般不会严重影响日常生活功能,但可能影响老年人参与多种社会活动,开发晚年幸福多彩的生活的能力;也可能引起部分较为关注自身健康和智能状态的老年人的焦虑、抑郁情绪。

老年人病理状态的认知功能障碍主要由阿尔茨海默病、脑血管病(包括脑卒中)、帕金森病等神经系统疾病引起,其导致认知障碍的程度一般较重,且常呈进展性过程,药物治疗疗效有限,往往成为导致老年人日常生活能力下降、失去生活自理能力乃至残疾、死亡的重要因素。

2.老年情绪、行为相关问题

老年人常见的情绪和行为问题包括抑郁、焦虑等情绪,以及淡漠、易激惹、怀疑等行为问题。这些情绪和行为问题常是与其他躯体疾病或功能障碍、认知障碍相关和伴随,但也可独立于躯体和认知障碍存在。值得注意的是,情绪和行为问题不仅造成存在该问题的老年人本身的生活能力、社会活动参与能力下降,其主观幸福感降低,而且还可大大加重其共同生活者、照料者的心理压力和健康负担,导致其生活质量的下降和难以承受的身体和心理双重压力。

三、日常生活活动功能障碍

日常生活活动包括躯体性日常生活活动和工具性日常生活活动,二者的下降是导致老年人独立性丧失的重要原因。躯体性日常生活活动包括吃饭、洗澡、穿衣、转移、如厕等最基本的生活活动,工具性日常生活活动指的是购物、煮饭、药物管理、骑车等高级的生活活动。老年人由于心肺功能、肌肉能量、关节活动度和认知能力等的衰退,常导致日常生活活动功能障碍。如股骨颈骨折的老年人不能步行和爬楼梯;脑卒中后的老年人常常导致运动、平衡、进食等功能的受限;存在认知障碍的老年人不能有效规划日常生活、解决问题;有慢性疾病的老年人,如糖尿病、冠心病等,由于体能和活动能力的下降,不能进行剧烈的日常生活活动等。改善老年人的日常生活活动能力,对于老年人生活质量的提高十分重要。

四、社会参与功能障碍

社会参与功能包括休闲和工作两方面。休闲和工作是老年人功能重要体现的两个方面。老年人参与社会体现了老年人的社会价值,丰富了老年人的生活,增加了老年人的信心,对于老年人的身心健康而言很有帮助。由于老年人失能所导致的老年人运动功能、认知功能等下降是老年人社会参与功能障碍的主要原因。具体社会参与功能障碍体现在不能继续从事原有的工作或副业,不能参与生产和专业服务,不能从事家务活动,不能参加休息娱乐活动等。

第二节 老年人自理能力现状

本研究采用的 ADL 量表由美国的劳顿(Lawton)和布罗迪(Brody)制定于 1969 年,由躯体生活自理量表(PSMS)和工具性日常生活活动量表(IADL)组成,主要用于评定日常生活能力。

ADL 量表共有 14 项,包括两部分内容:一是躯体生活自理量表,共 6 项(上厕所、进食、穿衣、梳洗、行走和洗澡);二是工具性日常生活能力量表,共 8 项(打电话、购物、备餐、做家务、洗衣、使用交通工具、服药和自理经济)。

评定结果可按总分、分量表分和单项分进行分析。总分低于 16 分为完全正常,大于 16 分有不同程度的功能下降,最高 64 分。单项分 1 分为正常,2～4 分为功能下降。凡有 2 项或 2 项以上大于等于 3 分,或总分大于等于 22 分,为功能有明显障碍。

一、量表信度和效度检验

ADL 量表的 Cronbach's α 为 0.931,说明量表具有良好的信度。14 个条目和总量表分的相关系数为 0.268～0.757,主成分分析结果显示,ADL 量表能提取两个主成分,能解释总变异的 73.211%,说明量表具有良好的结构效度。

二、老年人自我心理弹性现状

老年人 ADL 测评分数为 15.262±4.154,按照 ADL 评分标准,处于"完全正常的水平"。其中,有明显功能障碍的有 436 人,所占比重为 6.17%,各条目得分情况详见表 6-1。

表 6-1　　　　　　老年人 ADL 量表各条目得分情况

项目	平均数	标准差
ADL 测评总分	15.262	4.154
使用公共车辆	1.213	0.653
行走	1.166	0.455
做饭菜	1.104	0.450
做家务	1.126	0.469

续表

项目	平均数	标准差
吃药	1.023	0.209
吃饭	1.022	0.205
穿衣	1.030	0.234
梳头、刷牙等	1.027	0.230
洗衣	1.095	0.427
洗澡	1.098	0.418
购物	1.099	0.432
定时上厕	1.046	0.293
打电话	1.158	0.586
处理自己钱物	1.054	0.335

第三节 老年人自理能力影响因素

一、单因素分析结果

(一)性别与自理能力

男性与女性老年人的 ADL 分数分别为 15.232 ± 4.326 和 15.282 ± 4.035。经检验,不同性别的老年人自理能力并无统计学差异($t = 0.502, p = 0.616$)。详见表 6-2,下同。

(二)年龄与自理能力

年龄越大的老年人 ADL 分数越高,60~69 岁的老年人 ADL 分数最低,为 14.789 ± 3.318;而 80 岁及以上年龄组的老年人 ADL 分数最高,为 17.230 ± 6.392。经检验,不同年龄组的老年人自理能力也不同,差异有统计学意义($F = 98.259, p = 0.010$)。

(三)文化水平与自理能力

文化水平越高的老年人 ADL 分数越低,大专及以上文化水平的老年人,ADL 分数最低,为 14.392 ± 1.374;而小学及以下文化水平的老年人 ADL 分数最高,为 15.489±4.500。经检验,不同年龄组的老年人自理能力也不同,差异有统计学意义($F=19.742,p=0.000$)。

(四)婚姻状况与自理能力

有配偶与无配偶的老年人,ADL 分数分别为 15.181±4.070 和 15.614±4.483。经检验,婚姻状况不同的老年人自理能力也不同,前者好于后者,差异有统计学意义($t=3.231,p=0.001$)。

(五)居住方式与自理能力

独居与非独居的老年人,ADL 分数分别为 15.359±3.955 和 15.246±4.187。经检验,居住方式不同的老年人自理能力并无统计学差异($t=0.805,p=0.421$)。

(六)收入水平与自理能力

收入水平越高的老年人 ADL 分数越低,年收入 30000 元以上的老年人,ADL 分数最低,为 14.606±2.427;而年收入 15000 元以下的老年人 ADL 分数最高,为 15.500±4.555。经检验,收入水平不同的老年人自理能力也不同,差异有统计学意义($F=31.381,p=0.000$)。

(七)户口类型与自理能力

农村户口与城镇户口的老年人,ADL 分数分别为 15.522±4.647 和 14.638±2.510。经检验,户口类型不同的老年人自理能力也不同,后者好于前者,差异有统计学意义($t=10.318,p=0.000$)。

(八)慢性病与自理能力

有慢性病与无慢性病的老年人,ADL 分数分别为 15.503±4.521 和 14.730±3.132。经检验,二者自理能力不同,后者好于前者,差异有统计学意义($t=8.302,p=0.000$)。

(九)规律体育活动与自理能力

有规律体育活动与无规律体育活动的老年人,ADL 分数分别为 14.207±1.445 和 15.346±4.286。经检验,二者自理能力不同,前者好于后者,差异有统计学意义($t=13.811,p=0.000$)。

表 6-2　　　　　老年人日常生活自理能力单因素分析结果

项目	人数	ADL 测评分数		t/F 值	p 值
		平均值	标准差		
性别				0.502	0.616
男性	2846	15.232	4.326		

续表

项目	人数	ADL 测评分数		t/F 值	p 值
		平均值	标准差		
女性	4224	15.282	4.035		
年龄（岁）				98.259	0.010
60～	3706	14.789	3.318		
70～	2755	15.464	4.390		
80～	609	17.230	6.392		
文化水平				19.742	0.000
小学及以下	5194	15.489	4.500		
初中	1315	14.629	2.738		
高中	464	14.700	3.543		
大专及以上	97	14.392	1.374		
婚姻状况				3.231	0.001
无配偶	1331	15.614	4.483		
有配偶	5739	15.181	4.070		
居住方式				0.805	0.421
独居	1026	15.359	3.955		
非独居	6044	15.246	4.187		
收入水平（元）				31.381	0.000
0～	5150	15.500	4.555		
15000～	960	14.642	2.972		
30000～	960	14.606	2.427		
户口类型				10.318	0.000
农村	4990	15.522	4.647		
城镇	2080	14.638	2.510		
慢性病				8.302	0.000
有	4870	15.503	4.521		
无	2200	14.730	3.132		

续表

项目	人数	ADL 测评分数		t/F 值	p 值
		平均值	标准差		
规律体育活动				13.811	0.000
有	522	14.207	1.445		
无	6548	15.346	4.286		

二、多因素分析结果

以 ADL 分数为因变量,以单因素分析中有统计学意义的因素为自变量,建立多元线性回归模型,各因素编码情况如表 6-3 所示。

表 6-3   老年人日常生活自理能力影响因素编码

因素	编码
因变量	
ADL 测评分数	实测值
自变量	
年龄(岁)	1=60～;2=70～;3=80～
文化水平	1=小学及以下;2=初中;3=高中;4=大专及以上
婚姻状况	0=有配偶;1=无配偶
户口类型	0=城镇户口;1=农村户口
收入水平(元)	1=0～;2=15000～;3=30000～
慢性病	0=无慢性病;1=有慢性病
规律体育活动	0=无;1=有

分析结果显示,与老年人日常生活自理能力相关的因素为年龄、户口类型、收入水平、慢性病和规律体育活动,详见表 6-4。

表 6-4   老年人日常生活自理能力多因素分析结果

变量	偏回归系数	标准误	标准偏回归系数	t 值	p 值
常数	13.413	0.247		54.194	0.000
年龄	0.968	0.078	0.151	12.468	0.000
文化水平	−0.148	0.081	−0.024	−1.822	0.069

续表

变量	偏回归系数	标准误	标准偏回归系数	t 值	p 值
婚姻状况	−0.076	0.128	−0.007	−0.597	0.550
户口类型	0.609	0.126	0.067	4.811	0.000
收入水平	−0.211	0.085	−0.036	−2.492	0.013
慢性病	0.678	0.105	0.076	6.478	0.000
规律体育活动	−0.617	0.189	−0.039	−3.260	0.001

老年人 ADL 分数与年龄呈显著正相关,年龄越大的老年人日常生活自理能力越差($\beta=0.151,p=0.000$)。

与城镇户口的老年人相比,农村户口的老年人日常生活自理能力较差,差异有统计学意义($\beta=0.067,p=0.000$)。

老年人 ADL 得分与年收入呈显著负相关,收入水平越高的老年人日常生活自理能力越好($\beta=-0.036,p=0.013$)。

与无慢性病的老年人相比,有慢性病的老年人日常生活自理能力较差,差异有统计学意义($\beta=0.076,p=0.000$)。

与无规律体育活动的老年人相比,有规律体育活动的老年人日常生活自理能力相对较好,差异有统计学意义($\beta=-0.039,p=0.001$)。

第七章　老年人心理健康状况

随着老龄化进程的加剧,除传统关注较多的各类躯体疾病外,空巢、孤独等社会问题带来的心理和行为障碍也成为目前关注的重点。

第一节　老年人心理健康状况现状

本研究以凯斯勒心理疾患量表(Kessler10 量表,简称"K10")为测量工具,对老年人心理健康状况进行测量。K10 是由凯斯勒(Kessler)和姆洛泽克(Mroczek)所编制的,用以发现人群心理状况危险因素的一个自评量表。该量表包括 10 个条目:①您是否经常无缘无故地感觉到劳累? ②您是否经常感到很紧张? ③您是否经常感到紧张到没有什么事情可以使你平静下来? ④您是否经常感到很无助? ⑤您是否经常感到休息不好且很不安? ⑥您是否经常感到坐立不安? ⑦您是否经常感到很沮丧? ⑧您是否经常感觉做任何事都很困难? ⑨您是否经常感到任何事情都不能激起你的兴趣? ⑩您是否经常感到很无聊? 每个问题分 5 个评价等级:全部时间计 5 分,大部分时间计 4 分,有些时候计 3 分,极少数时间出现计 2 分,几乎不出现计 1 分。根据 10 个问题的总分,将被调查者心理健康状况分为 4 个等级:得分 10～15 分为心理健康状况良好,16～21 分为心理健康状况一般,22～29 分为心理健康状况较差,30～50 分为心理健康状况差。

一、量表信度和效度检验

K10 的 Cronbach's α 为 0.915,说明量表具有良好的信度。10 个条目和总量表分的相关系数介于 0.430～0.577 之间,主成分分析结果显示,K10 能提取两个主成分,能解释总变异的 58.045%,说明量表具有良好的结构效度。

二、老年人心理健康状况现状

老年人 K10 测评分数为 15.337±6.680,按照 K10 评分标准,处于"完全正常的水平",K10 各条目得分情况如表 7-1 所示。分析结果显示,4641 名老年人 K10 得分 10~15 分,即心理健康状况良好者所占比重为 65.64%;1277 名老年人 K10 得分 16~21 分,即心理健康状况一般者所占比重为 18.06%;735 名老年人 K10 得分 22~29 分,即心理健康状况较差者所占比重为 10.40%;417 名老年人 K10 得分 30~50 分,即心理健康状况差者所占比重为 5.90%。

表 7-1 老年人 K10 各条目得分情况

项目	平均数	标准差
K10 测评总分	15.337	6.680
您是否经常无缘无故地感觉到劳累?	1.705	0.994
您是否经常感到很紧张?	1.557	0.868
您是否经常感到紧张到没有什么事情可以使你平静下来?	1.318	0.683
您是否经常感到很无助?	1.381	0.781
您是否经常感到休息不好且很不安?	1.781	1.063
您是否经常感到坐立不安?	1.498	0.842
您是否经常感到很沮丧?	1.488	0.854
您是否经常感觉做任何事都很困难?	1.550	0.927
您是否经常感到任何事情都不能激起你的兴趣?	1.521	0.897
您是否经常感到很无聊?	1.539	0.910

第二节 老年人心理健康影响因素

一、一般特征与心理健康状况的关系

(一)单因素分析

1.性别与心理健康状况

男性与女性老年人的 K10 测评分数分别为 14.465±6.366 和 15.925±

6.822。经检验,不同性别的老年人心理健康状况也不同,前者好于后者,差异有统计学意义($t=9.193, p=0.000$)。详见表7-2,下同。

2.年龄与心理健康状况

年龄越大的老年人 K10 测评分数越低,60~69 岁的老年人 K10 测评分数最高,为 15.653 ± 6.835,而 80 岁及以上年龄组的老年人 K10 测评分数最低,为 14.931 ± 6.603。经检验,不同年龄组的老年人心理健康状况不同,差异有统计学意义($F=8.743, p=0.000$)。

3.文化水平与心理健康状况

文化水平越高的老年人 K10 测评分数越低,大专及以上文化水平的老年人 K10 测评分数最低,为 13.505 ± 5.810,而小学及以下文化水平的老年人 K10 测评分数最高,为 15.560 ± 6.753。经检验,文化水平不同的老年人心理健康状况不同,差异有统计学意义($F=11.304, p=0.000$)。

4.婚姻状况与心理健康状况

有配偶与无配偶的老年人,K10 测评分数分别为 15.146 ± 6.550 和 16.162 ± 7.159。经检验,婚姻状况不同的老年人心理健康状况也不同,前者好于后者,差异有统计学意义($t=4.739, p=0.000$)。

5.居住方式与心理健康状况

独居与非独居的老年人,K10 测评分数分别为 16.110 ± 6.975 和 15.206 ± 6.620。经检验,居住方式不同的老年人心理健康状况也不同,后者好于前者,差异有统计学意义($t=3.866, p=0.000$)。

6.收入水平与心理健康状况

收入水平越高的老年人 K10 测评分数越低,年收入 30000 元以上的老年人 K10 测评分数最低,为 14.259 ± 5.907,而年收入 15000 元以下的老年人 K10 测评分数最高,为 15.665 ± 6.878。经检验,收入水平不同的老年人心理健康状况也不同,差异有统计学意义($F=23.870, p=0.000$)。

7.户口类型与心理健康状况

农村户口与城镇户口的老年人,K10 测评分数分别为 15.689 ± 6.956 和 14.494 ± 5.883。经检验,户口类型不同的老年人心理健康状况也不同,后者好于前者,差异有统计学意义($t=7.365, p=0.000$)。

8.慢性病与心理健康状况

有慢性病与无慢性病的老年人,K10 测评分数分别为 16.103 ± 7.057 和 13.642 ± 5.386。经检验,二者心理健康状况不同,后者好于前者,差异有统计学意义($t=16.083, p=0.000$)。

9. 规律体育活动与心理健康状况

有规律体育活动与无规律体育活动的老年人,K10测评分数分别为14.065±5.573和15.439±6.751。经检验,二者心理健康状况不同,前者好于后者,差异有统计学意义($t=5.329, p=0.000$)。

表 7-2　　　　　　　老年人心理健康状况单因素分析结果

项目	人数	K10 测评分数		t/F 值	p 值
		平均值	标准差		
性别				9.193	0.000
男性	2846	14.465	6.366		
女性	4224	15.925	6.822		
年龄(岁)				8.743	0.000
60～	3706	15.653	6.835		
70～	2755	15.003	6.464		
80～	609	14.931	6.603		
文化水平				11.304	0.000
小学及以下	5194	15.560	6.753		
初中	1315	15.063	6.595		
高中	464	14.004	6.005		
大专及以上	97	13.505	5.810		
婚姻状况				4.739	0.000
无配偶	1331	16.162	7.159		
有配偶	5739	15.146	6.550		
居住方式				3.866	0.000
独居	1026	16.110	6.975		
非独居	6044	15.206	6.620		
收入水平(元)				23.870	0.000
0～	5150	15.665	6.878		
15000～	960	14.655	6.152		
30000～	960	14.259	5.907		

续表

项目	人数	K10 测评分数		t/F 值	p 值
		平均值	标准差		
户口类型				7.365	0.000
农村	4990	15.689	6.956		
城镇	2080	14.494	5.883		
慢性病				16.083	0.000
有	4870	16.103	7.057		
无	2200	13.642	5.386		
规律体育活动				5.329	0.000
有	522	14.065	5.573		
无	6548	15.439	6.751		

（二）多因素分析

以 K10 分数为因变量，以单因素分析中有统计学意义的因素为自变量，建立多元线性回归模型，各因素编码情况如表 7-3 所示。

表 7-3　　　　　老年人心理健康状况影响因素编码

因素	编码
因变量	
K10 得分	实测值
自变量	
性别	0＝女性；1＝男性
年龄（岁）	1＝60～；2＝70～；3＝80～
文化水平	1＝小学及以下；2＝初中；3＝高中；4＝大专及以上
婚姻状况	0＝有配偶；1＝无配偶
户口类型	0＝城镇户口；1＝农村户口
居住方式	0＝非独居；1＝独居
收入水平（元）	1＝0～；2＝15000～；3＝30000～
慢性病	0＝无慢性病；1＝有慢性病
规律体育活动	0＝无；1＝有

分析结果显示，与老年人心理健康状况相关的因素为性别、年龄、婚姻状况、户口类型、居住方式、慢性病和规律体育活动，详见表7-4。

表7-4 　　　　　　　　老年人心理健康状况多因素分析结果

变量	偏回归系数	标准误	标准偏回归系数	t 值	p 值
常数	14.966	0.397		37.717	0.000
性别	−1.169	0.166	−0.086	7.022	0.000
年龄	−0.653	0.125	−0.063	5.222	0.000
文化水平	−0.133	0.133	−0.013	0.998	0.318
婚姻状况	0.594	0.241	0.035	2.467	0.014
户口类型	0.893	0.206	0.061	4.340	0.000
居住方式	0.520	0.259	0.027	2.005	0.045
收入水平	−0.221	0.136	−0.024	1.624	0.104
慢性病	2.330	0.168	0.161	13.855	0.000
规律体育活动	−0.938	0.303	−0.037	3.092	0.002

与女性相比，男性老年人K10得分相对较低，差异有统计学意义（$\beta = -0.086, p = 0.000$）。说明，男性老年人心理健康状况优于女性老年人。

老年人K10分数与年龄呈显著负相关，年龄越大的老年人心理健康状况越好（$\beta = -0.063, p = 0.000$）。

与有配偶的老年人相比，无配偶的老年人的K10分数相对较高，差异有统计学意义（$\beta = 0.035, p = 0.014$）。说明，无配偶的老年人心理健康状况较差。

与城镇户口的老年人相比，农村户口的老年人心理健康状况较差，差异有统计学意义（$\beta = 0.061, p = 0.000$）。

与非独居的老年人相比，独居的老年人K10分数相对较高，差异有统计学意义（$\beta = 0.027, p = 0.045$）。说明独居的老年人心理健康状况较差。

与无慢性病的老年人相比，有慢性病的老年人心理健康状况较差，差异有统计学意义（$\beta = 0.161, p = 0.000$）。

与无规律体育活动的老年人相比，有规律体育活动的老年人心理健康状况相对较好，差异有统计学意义（$\beta = -0.037, p = 0.002$）。

二、心理弹性、效能感、自理能力与心理健康状况的关系

K10得分与自我心理弹性、自我效能感及日常生活自理能力得分的相关系数分别为-0.294、-0.278 和 0.202,均有统计学意义,详见表 7-5。

表 7-5   **老年人心理健康状况相关性分析**

	自我心理弹性	自我效能感	ADL
相关系数	-0.294	-0.278	0.202
p 值	0.000	0.000	0.000

以 K10 得分为因变量,以自我心理弹性、自我效能感及日常生活自理能力得分为自变量,建立多元线性回归方程。

分析结果显示,自我心理弹性得分越高,K10 得分越低,差异有统计学意义($\beta=-0.199$,$p=0.000$)。自我效能感得分越高,K10 得分越低,差异有统计学意义($\beta=-0.174$,$p=0.000$)。ADL 得分越高,K10 得分也越高,差异有统计学意义($\beta=0.153$,$p=0.000$)。详见表 7-6。

表 7-6   **老年人心理健康状况多元回归模型**

变量	偏回归系数	标准误	标准偏回归系数	t 值	p 值
常数	23.264	0.559		41.599	0.000
自我心理弹性得分	-0.186	0.013	-0.199	-14.568	0.000
自我效能感得分	-0.144	0.011	-0.174	-12.552	0.000
ADL 得分	0.245	0.018	0.153	13.505	0.000

表中数据说明,自我效能感越好的老年人,心理健康状况越好;自我心理弹性越好的老年人,心理健康状况越好;日常生活自理能力越好的老年人,心理健康状况越好。

第八章　老年人遵医行为

患者的不遵医行为是一个一直存在并且难以解决的医疗卫生问题。患者遵医性的好坏直接影响其治疗的效果,尤其是对一些慢性疾病或者病程较长的其他疾病。患者的不遵医行为不但会对其自身健康产生很大的负面影响,而且也会严重影响其周围人群的正常生活和健康,同时也极大增加了社会的疾病负担。

第一节　理论基础

由于不遵医行为的复杂性以及其对医疗卫生影响的严重性,自从1975年海恩斯(Haynes)和萨克特(Sacktet)首次对患者遵医行为开展研究以来,目前国内外已经有上百篇关于遵医行为的研究报道。这些研究涉及遵医行为的多个方面,如遵医行为的现状、测量方法、影响因素以及提高遵医行为的干预措施等。但是这些研究结果在某些问题上还存在不一致性和不确定性,患者的不遵医行为并没有得到根本解决。有研究显示,在过去十年期间患者不遵医行为的发生率几乎没有任何变化,这也进一步说明了患者不遵医行为的复杂性。为了对目前国内外有关遵医行为的研究进展有一个比较清楚的认识,本章在查阅国内外文献的基础上对有关遵医行为的研究做一概括阐述。

一、遵医行为的内涵

20世纪70年代,Scakett等人将遵医行为定义为“患者的行为在药物、饮食、生活方式改变等方面与医生指导意见相一致的程度”。遵医行为在内容上主要包括两个方面,分别是对医疗干预的遵从和行为方式改变的遵从。前者主要指患者是否按时按量接受医疗干预,如服药、理疗等;后者主要指为了配合医疗干预,患者对医生的一些生活建议如饮食、生活方式等的遵从。患者遵医行为的目的现在已经不仅仅是治愈疾病,还有一个重要方面是防止疾病的发生,对健康教育和行为指导以及避免危险因素的预防措施的遵从。

国外对遵医行为的表述主要经历了 3 个阶段,先后分别用了"compliance""adherence"和"concordance"来描述。这意味着社会对遵医行为内涵的认识在逐渐深入。医疗界最初对遵医行为的认识是医生的意见对患者来说都是有益的,患者应该对医生意见绝对服从和接纳,不然就会被视为不遵医行为。但是随着以患者为中心的医疗理念的发展,医疗界对患者和医疗工作者之间的关系有了更科学的认识,逐渐意识到前期对遵医行为的认识存在很多的不足,开始认识到患者在治疗中的作用,到最后普遍认为医务人员和患者的共同目标都是恢复和维持患者的健康,他们应该是一种合作伙伴关系。我国目前对遵医行为的另一种表述是依从性,这两种表述没有明显的差异,重要的是对其内涵和理念的认识。

二、遵医行为研究的必要性

(一)疾病谱的改变和人口老龄化加剧

随着我国近 30 年来经济的快速发展,人们的生活水平和健康保健水平有了很大提高,影响人群健康的主要疾病已和发达国家类似,由烈性传染病转变为慢性非传染性疾病,如高血压、糖尿病以及心脑血管疾病等。《中国卫生服务调查研究》也显示,2008 年我国慢性病的患病率已达到 20%。慢性病病程长,患者需要长期按时按量服药,因此需要患者具有较好的遵医行为。

同时,根据《2007 年国民经济和社会发展统计公报》的数据,截至 2007 年底,我国 60 岁及以上人口占社会总人口的 11.6%,65 岁及以上人口占社会总人口的 8.1%,我国已经完全步入了老龄化社会。老年人由于受其自身生理改变(如记忆力的衰退),对药物缺少全面了解,固执、偏激、多疑等心理特点以及其他多方面因素的影响,其用药依从性普遍较差。另外,老年人的慢性病患病率也明显高于平均水平。数据显示,2008 年 65 岁及以上老年人的慢性病患病率高达 64.5%。在这多重因素的影响下,如何提高老年人口的用药依从性对控制慢性病的发作、提高老年人的生活质量就显得尤为重要。

(二)患者遵医行为的现状不容乐观

由于完全客观准确地测定患者的遵医行为尚有很大的困难,并且遵医行为受很多因素的影响,目前对各种疾病遵医行为现状的研究结果存在很大的不一致性,但是很多专家仍估计不遵医行为的发生率为 30%～50% 甚至更高。张智对我国农村糖尿病患者依从性的调查显示,依从性差的患者达到 61.7%。另外,有对高血压患者用药依从性的研究显示,其服药依从性好的患者只有38.0%。从这些数据来看,我国患者不遵医行为的形势更加严峻。

（三）患者不遵医行为的危害严重

医生给患者提供的合理治疗方案以及生活建议是治疗疾病的关键。患者对医嘱的执行程度直接影响其治疗过程和结果,患者的不遵医行为会导致病程延长、复发、耐药,甚至导致治疗失败,这都严重影响了患者的生活质量。萨拜娜（Sabina）对心脏移植术后患者存活率的研究显示,具有良好遵医行为的患者5年存活率为80%,而遵医行为差的患者5年存活率仅有37%;术后按照医生要求定期随访的患者,其并发症的发生率只有2%,而未定期随访的患者,其并发症发生率却高达57%。另外,国外对结核病患者的研究显示,遵医行为好的结核病患者,其复发率仅为1.1%,而遵医行为差的患者,其复发率高达50%。

患者不遵医行为不仅对其个人健康造成很大危害,同时也已经成为了一个公共卫生问题。患者由于不遵医所导致的额外医疗资源消耗极大地增加了社会的疾病经济负担。国外研究显示,美国每年因为患者不遵医所额外花费的医疗费用高达1000亿美元。另外,对于一些传染性疾病如结核病,由于患者不遵从医嘱服药所导致的耐药,以及这些耐药患者进一步的疾病传播已经逐渐引起卫生领域的重视。

三、遵医行为的测量方法

由于患者遵医行为自身及其影响因素的复杂性,目前国内外还没有研究出一个测量遵医行为的标准方法。如何去准确测量患者的遵医行为一直困扰着该领域的卫生研究人员,也成为阻碍遵医行为研究的一个主要障碍。现在应用的几种传统的遵医行为测量方法主要可以分为直接测量和间接测量两种,前者主要指化学测量如通过血液、尿液等直接测量药物或者其代谢物的浓度;后者相对于前者更常用,主要包括问卷调查、追踪随访、计算药物用量以及疗效观察等。虽然这些方法都已在实际研究中被广泛应用,但是它们都存在各自的不足,不能够对患者的遵医行为给出一个准确有效的评估结果。

（一）监测药物浓度

该方法主要是利用现代分析技术定性或定量监测患者血液、尿液、唾液甚至毛发中的药物或代谢物浓度,从而判断患者是否按时服药。这种方法是目前认为最准确的测量患者遵医行为的方法,但是它并不能应用于所有药物,有些药物及其代谢物的检测存在一定难度,不容易批量检测。该方法对半衰期长的药物非常有效,对半衰期短的药物存在一定局限性,同时由于受个体差异以及药物代谢动力学的影响,结果有时候不能准确反映患者的真实用药情况。另外,该方法对患者具有一定的侵入性,并且其所需要的步骤繁琐,费用昂贵,在实际应用中需要的条件比较苛刻,不容易操作。

（二）计算药物用量

该方法是将患者服用的药物或药液置于专用药瓶中,根据处方、日用量及用药周期来推算,比较瓶中实际剩余的药片数或体积。依从性按下列公式予以定量评定:依从性＝实服量/医嘱应服总量。这种方法具有结论准确、结果可以定量化分析的优点,但也有不足之处,就是应该注意处方的剂量、处方日期以及患者是否把药物放在别处等。为了得到客观准确的结果,本方法最好实行单盲,以防止患者通过其他方法处理药品从而造成依从性好的假象。

另外,可以通过患者取服药记录计算其依从性。目前常用的统计指标有连续性单间隔药物可用比例、药物持有比例以及药物空白时间比例。连续性单间隔药物可用比例的计算方法为患者该次取药所获得药物能够满足其按时按量服用的天数除以该次取药时间与下次取药时间的间隔天数。药物持有比例的计算方法为患者治疗期间所获得的所有药物能够满足其按时按量服用的总天数除以总的治疗天数。药物空白时间比例指在治疗期间患者没有药物的天数占总治疗天数的比例。在具体统计分析过程中,患者每一个取服药间隔的连续性单间隔药物可用比例都要被计算,然后取平均值。药物持有比例和药物空白时间比例以每一种药物为单位计算,若患者同时服用多种药物,则取这几种药物的平均值。连续性单间隔药物可用比例和药物持有比例值若大于1,则按1来统计。根据国际上通用的以 0.8 作为判断患者遵医行为好坏的标准,一般患者连续性单间隔药物可用比例和药物持有比例小于 0.8 时,或者药物空白时间比例大于 0.2 时,该患者被认为遵医行为较差,反之则较好。通过患者取服药记录判断其依从性好坏的优点在于可以从多方面定量进行分析评价,但是该种方法对患者取服药数据库记录完整性的要求比较严格,同时由于不知道患者取药之后具体的服药情况,所以有可能会导致过高估计遵医行为。

（三）微处理器服药事件检测

该方法主要是应用现代技术,在药瓶的盖子上安装一套微电子系统,能够准确地记录患者打开瓶盖取药的时间和频率,从而测量患者的遵医行为。与其他方法相比,这种方法简单有效,但同时也存在费用昂贵以及技术要求比较高的弊端。国外这种方法的应用发现了一些有趣的现象,有些患者的电子记录很长时间都没有变动,但是当要跟医生见面时就频繁地打开瓶盖从而使记录满足需要,另外也会出现有些患者会把瓶盖打开拿出药物却不服用的现象。所以这种方法的应用最好也实行单盲,不让患者知道瓶盖中的秘密,这样结果会更加客观准确。

（四）问卷调查

该方法简单易行，在大多数研究中已经广泛应用，主要是通过设计问卷对患者或者家属进行访问，从而了解其依从性。最典型的例子就是莫里斯基（Morisky）等用 4 个小问题作为标准来评价高血压患者的依从性：①你是否有忘记服药的经历；②你是否有时不注意服药；③当你自觉症状改善时，是否曾停药；④当你服药后自觉症状更坏时，是否曾停药。以上 4 个问题答案均为否定时，依从性为佳，否则为不佳。我国学者结合我国文化以及针对不同疾病设计了相应的问题形式。这种方法不同程度地存在过高估计患者遵医行为的问题。所以，为了最大限度地增加该方法的灵敏度，需要创造一个非审判性的环境和周密的设计问卷，避免提出敏感或恐吓性的问题，应当注意让患者感到自己即使承认没有遵从医嘱在社会上也是可以接受的。

（五）观察药物疗效

该方法主要是通过观察患者药物治疗后的结果来判断其遵医水平。这种方法具有很大的不确定性。由于存在个体差异，患者病情的好转或康复是有多种原因引起的，而不仅仅是遵从医嘱服药；有些患者即使按医嘱服药，病情也可能会保持不变甚至会恶化。所以，观察药物的治疗结果并不能给我们提供客观准确的信息。

还有一些比较常用的测量患者遵医行为的方法，如让患者做记录或者写服药日记、随诊访谈等，这些方法都存在过高估计患者依从性的问题。在实际应用时可以考虑几种方法联合使用相互补充以提高测量的准确性。

四、遵医行为的影响因素

根据经典的行为改变理论，影响患者遵医行为的因素众多，可能来自于患者自身，也可能来自于患者所在的环境等。明确影响患者遵医行为的关键因素，可以为针对性干预措施的实施提供依据。这些因素可分为倾向因素、强化因素和促成因素三类。其中，倾向因素是目标行为发生发展的主要内在基础，包括个人的知识、态度、信念等；促成因素指使行为动机和意愿得以实现的因素，即实现或形成某行为所必需的技能、资源和社会条件等；强化因素是指那些在行为发生后提供的持续回报或行为维持提供的奖励，包括家人的社会支持、个人对行为后果的感受等。该理论认为每项健康相关行为都会受到这三类因素的影响。为了明确影响患者遵医行为的因素，我们以该理论为指导，并结合已有的大量研究文献，主要从卫生服务可及性、患者因素、治疗过程、医务人员因素以及社会支持这 5 个方面进行综述。

（一）卫生服务可及性

能够接受合理的卫生服务是患者遵医行为发生的前提。影响患者卫生服务可及性的因素主要有经济可及性、时间可及性、物理距离可及性和医疗技术水平可及性。要使患者能够享受卫生服务，就要保证医疗费用在其可承担的范围之内，时间和距离方便，以及卫生服务水平能够满足患者要求。大量研究显示，患者的遵医行为与其是否能接受合理的卫生服务有一定的关联，并且这一关联在长期需要定时到相应卫生服务机构取药或检查的患者中（如结核病患者、糖尿病患者等）更明显。

国外很多研究显示，结核病患者经常会把中断服药的原因归为医疗费用太昂贵；很多患者表示在工作和治疗发生时间冲突时，往往会放弃治疗而为了生活去选择工作。也有研究发现，当居住地离医疗机构较远时，患者遵医行为会比较差；而当居住地靠近医疗机构时，患者的遵医性会比较好。国内也有相应的研究结果，张爱兰对糖尿病患者的研究就发现，38.4%的患者取得一定治疗效果后，会由于经济困难而中断治疗。宋涛等人对社区结核病患者的研究结果显示，距离远、交通不方便、工作不方便等影响患者遵医行为。

（二）患者因素

虽然影响患者遵医行为的因素有很多，但是与患者自身因素相比，其他因素都是外因，都需要通过影响患者从而改变其行为，患者是其行为最重要的决定者。

1.基本人口学特征

影响患者遵医行为的基本人口学特征主要包括年龄、性别、文化程度、婚姻状况等。已有的关于文化程度以及婚姻状况对遵医行为影响的研究结果基本一致，即文化程度越高的患者遵医行为越好，已婚患者的服药依从性明显高于单身患者。但是年龄和性别对遵医行为影响的研究结果有一定的差异。有些研究显示依从性随着年龄的增长而降低，女性患者的依从性低于男性；也有相反的研究结果认为依从性会随着年龄的增长而增高，女性患者的依从性高于男性。这需要进一步的深入研究。

2.疾病及药物知识

应用于个体水平行为理论的"知-信-行模式"认为知识是行为的基础，人们只有对行为相关知识有一定的了解才会树立信念去支配其行为，这一理论在有关遵医行为影响因素的研究中得到了很好的证明。有研究表明，患者对药物知识的了解程度与药物治疗依从性间有显著的关联，因为不理解治疗的重要性而倾向于不依从是主要原因。程韶等对208例糖尿病患者研究发现，糖尿病患者治疗依从性不高是血糖得不到有效控制的重要原因，而治疗依从性不高的主要原因是对糖尿病知识的缺乏。

3.健康信念和态度

患者的健康信念和态度被认为是决定其遵医行为的重要因素。这一结论有很多种心理学理论解释,其中最著名的就是贝克尔(Becker)等提出的健康信念模式理论,并且这一理论已经被成功用于患者遵医行为的健康教育工作。该理论模式认为,人们要接受医生的建议而采取某种有益健康的行为或放弃某种危害健康的行为,首先要相信他们在疾病及其后果面前是易感和脆弱的,然后要能认识到这种疾病后果对他们的健康及幸福生活危害严重,最后患者还要相信通过遵从医嘱完成规范的治疗,这些威胁以及严重后果能够得到降低或者避免。这一理论也解释了有些报道中发现的很多患者具有良好的健康知识却并不一定表现出良好的遵医行为这一矛盾现象,这是因为这些患者对知识只达到"知"还没达到"信",从而改变其"行"。我国有关糖尿病患者的调查研究也发现,在影响依从性的各类因素中,影响最大的是健康信念,相关系数 $r=0.442$,$p<0.001$,患者的健康信念与其遵医行为呈正相关。

4.心理因素

有关患者人格心理特点对遵医行为影响的研究比较少,但已有的研究也发现了其中存在的关联性。这些研究结果显示,异常人格特质的患者、性格偏执或者抑郁的患者普遍依从性不高。另外,有些患者认为长时间吃药是很丢人的事情,具有自卑感,也有些患者担心长时间服药会对药物产生依赖性,这都是导致其依从性降低的因素。

(三)治疗过程

国内外很多关于遵医行为影响因素的研究都发现了这种现象,即患者在治疗过程中其病情变化、治疗方案以及治疗过程中的其他因素如不良反应等都会影响其遵医行为。

1.病情变化

预防性治疗、病情比较轻、慢性病、治疗效果不能很快显现的患者,其依从性会降低。如有对结核病患者的研究就显示,有些患者当症状消失或感觉病情好转时,他们就会自行停药;也有研究发现,一些患者接受治疗后,若发现病情没有明显改善,他们也会中断服药。相对于病情较轻的患者,病情较重的患者普遍遵医行为会比较好;但是也有相反的研究显示,当病情严重时也可能会降低患者的依从性,这可能是重病情引起的焦虑和恐慌会对患者的遵医性产生抑制效果。

2.治疗方案

治疗方案对患者遵医行为的影响主要表现在 3 个方面,即治疗方案的复杂性(如用药的次数、用药量和用药的时间)、疗程长短以及是否联合用药。其中治疗方案的复杂性和疗程长短都与依从性呈负相关,联合用药也会降低依从性。有研究就显示每日服药 3 次的患者其依从性明显低于服药 2 次的患者;当患者疗程超过 5 天时,其依从性就会明显降低。

3.其他因素

治疗过程中的其他因素如不良反应、诊疗环境等都会影响患者的遵医行为。李宁秀等人对患者遵医行为的研究结果显示,在不按医嘱服药的慢性病患者中,有 16.1% 是因为不良反应太大而出现不遵医行为。国外有对诊疗环境的研究发现,在专科医院或者私人诊所就诊会提高患者的依从性;另外,看病时患者等候的时间长短也会影响其依从性,短的等候时间往往对患者遵医行为有积极的作用。

(四)医务人员因素

随着"以患者为中心"医学理念的发展以及社会对遵医行为内涵认识的加深,更多的研究开始关注医患关系对患者遵医行为的影响,医务人员对患者遵医行为的影响作用也得到了更清楚的认识。研究认为,改善医患关系是提高患者依从性的重要方法,医生的交流技巧、是否以患者为中心、是否能够认识到患者所面临的问题等这些方面都会影响患者的依从性。医生在交流中若能同时关注患者的心理精神状态,并根据患者具体情况有针对性地给其以指导和帮助,将会更有助于提高其依从性。

另外,医务人员的业务水平熟练程度、对医嘱的解释是否清楚以及能否得到患者的信任等也会影响患者的遵医行为。有文献指出,当医务人员在操作过程中给患者带来不能接受的痛苦,使其失去安全感和信任感时,便容易产生不遵医行为。

(五)社会支持

社会支持是指由家庭成员、朋友、邻居和其他人提供的帮助,从性质上可分为两类:一类是客观的、可见的、实际的支持,包括物质上的直接援助和团体关系、社会网络的存在及参与,是客观存在的现实;另一类是主观的、体验到的或情感上的支持,指个体在社会中受尊重、被支持和理解的情感体验和满意程度,与个体的主观感受密切相关。社会支持是依从性的一个重要相关因素,与促进健康的行为呈正相关,社会支持水平越高,越能帮助人们形成更为健康的生活方式。国内有研究表明,社会支持与患者的遵医行为呈正相关关系,其相关系数 $r=0.267,p<0.05$。国外也有对结核病患者的研究发现,当家庭支持减弱时,患者会更倾向于意志消沉从而降低其依从性。

第二节　服药依从性影响因素分析

调查结果显示,老年人服药依从率为 38.93%,说明老年人服药依从性较差,现对其影响因素分析如下。

一、单因素分析

(一)性别与服药依从性

男性与女性老年人的服药依从率分别为 39.46% 和 38.57%。经检验,不同性别的老年人服药依从性并无统计学差异($\chi^2 = 0.571, p = 0.450$)。详见表 8-1,下同。

(二)年龄与服药依从性

年龄越大的老年人服药依从率越高,其中,低龄老年人依从率最低,为 35.59%,高龄老年人依从率最高,为 44.83%。经检验,不同年龄组的老年人服药依从性也不同,差异有统计学意义($\chi^2 = 37.974, p = 0.000$)。

(三)文化水平与服药依从性

文化水平越高的老年人服药依从率也越高。大专及以上文化水平的老年人依从率最高,为 47.42%;初中及以下文化水平的老年人依从率最低,为 38.31%。经检验,不同年龄组的老年人服药依从性并无统计学差异($\chi^2 = 6.625, p = 0.085$)。

(四)婚姻状况与服药依从性

有配偶与无配偶的老年人服药依从率分别为 38.61% 和 40.27%。经检验,不同婚姻状况的老年人服药依从性并无统计学差异($\chi^2 = 1.249, p = 0.264$)。

(五)户口类型与服药依从性

农村户口与城镇户口的老年人服药依从率分别为 37.94% 和 41.30%。经检验,不同婚姻状况的老年人服药依从性也不同,差异有统计学意义($\chi^2 = 6.981, p = 0.008$)。

(六)居住方式与服药依从性

独居与非独居的老年人服药依从率分别为 42.69% 和 38.29%。经检验,不同婚姻状况的老年人服药依从性也不同,差异有统计学意义($\chi^2 = 7.156, p = 0.007$)。

(七)收入水平与服药依从性

收入水平越高的老年人,服药依从率也越高。30000 元以上年收入的老年人依从率最高,为 43.13%;15000 元以下年收入的老年人依从率最低,为 37.88%。经检验,收入水平不同的老年人服药依从性也不同,差异有统计学意义($\chi^2=10.250,p=0.006$)。

（八）慢性病与服药依从性

有慢性病与无慢性病的老年人,服药依从率分别为 38.25% 和 40.41%。经检验,二者服药依从性并无统计学差异($\chi^2=2.959,p=0.085$)。

（九）规律体育活动与服药依从性

有规律体育活动与无规律体育活动的老年人,服药依从率分别为 44.64% 和 38.47%。经检验,二者服药依从性不同,前者高于后者,差异有统计学意义($\chi^2=7.732,p=0.005$)。

（十）日常生活自理能力与服药依从性

在日常生活中,有完全自理能力和无完全自理能力的老年人,服药依从率分别为 51.15% 和 38.12%。经检验,二者服药依从性不同,前者高于后者,差异有统计学意义($\chi^2=29.195,p=0.000$)。

综上所述,单因素分析结果显示,与老年人服药依从性相关的因素为年龄、户口类型、居住方式、收入水平、规律体育活动和日常生活自理能力。

表 8-1　　　　　　　　老年人服药依从性单因素分析结果

项目	服药依从性		依从率（%）	χ^2 值	p 值
	不依从	依从			
性别				0.571	0.450
男性	1723	1123	39.46		
女性	2595	1629	38.57		
年龄（岁）				37.974	0.000
60～	2387	1319	35.59		
70～	1595	1160	42.11		
80～	336	273	44.83		
文化水平				6.625	0.085
小学及以下	3204	1990	38.31		
初中	797	518	39.39		
高中	266	198	42.67		
大专及以上	51	46	47.42		

续表

项目	服药依从性		依从率（%）	χ^2 值	p 值
	不依从	依从			
婚姻状况				1.249	0.264
无配偶	795	536	40.27		
有配偶	3523	2216	38.61		
户口类型				6.981	0.008
农村	3097	1893	37.94		
城镇	1221	859	41.30		
居住方式				7.156	0.007
独居	588	438	42.69		
非独居	3730	2314	38.29		
收入水平(元)				10.250	0.006
0～	3199	1951	37.88		
15000～	573	387	40.31		
30000～	546	414	43.13		
慢性病				2.959	0.085
有	3007	1863	38.25		
无	1311	889	40.41		
规律体育活动				7.732	0.005
无	4029	2519	38.47		
有	289	233	44.64		
日常生活自理能力				29.195	0.000
不能完全自理	4105	2529	38.12		
完全自理	213	223	51.15		

二、多因素分析

以老年人是否遵医服药为因变量，以单因素分析中有统计学意义的因素为自变量，建立 Logistic 回归模型。分析结果显示，与老年人服药依从性相关的因素为年龄、居住方式、收入水平、规律体育活动和日常生活自理能力，详见表 8-2。

表 8-2 老年人服药依从性多因素分析结果

项目	β值	χ²值	p值	OR值	95%CI	
					下限	上限
年龄（岁）		27.305	0.000			
60～	−0.311	11.661	0.001	0.733	0.613	0.876
70～	−0.062	0.457	0.499	0.940	0.786	1.125
农村户口	−0.056	0.758	0.384	0.946	0.834	1.072
独居	0.150	4.623	0.032	1.161	1.013	1.331
收入水平（元）		5.046	0.080			
0～	−0.166	4.009	0.045	0.847	0.721	0.997
15000～	−0.042	0.201	0.654	0.959	0.797	1.153
无规律体育活动	−0.264	7.841	0.005	0.768	0.639	0.924
不能完全自理	−0.520	26.303	0.000	0.594	0.487	0.725
常数项	0.608	14.527	0.000	1.837		

与高龄老年人相比，低龄老年人服药依从性相对较差，差异有统计学意义（OR＝0.733，p＝0.001）。

与非独居的老年人相比，独居的老年人服药依从性相对较好，差异有统计学意义（OR＝1.161，p＝0.032）。

与年收入 30000 元以上的老年人相比，年收入 15000 元以下的老年人服药依从性较差，差异有统计学意义（OR＝0.847，p＝0.045）。

与有规律体育活动的老年人相比，无规律体育活动的老年人服药依从性较差，差异有统计学意义（OR＝0.768，p＝0.005）。

与生活完全自理的老年人相比，不能完全自理的老年人服药依从性相对较差，差异有统计学意义（OR＝0.594，p＝0.000）。

第九章　老年人疾病经济负担

疾病不但给人们带来生理、心理和社会的不良变化,而且给政府、社会和个人带来经济上的压力或负担。疾病经济负担是卫生经济学研究的重要领域之一。通过研究疾病、伤残、死亡的经济负担,寻找减轻这些负担的途径,并衡量卫生服务或医疗保健工作的投资效益,在很大程度上可以帮助各级政府机构明确对于健康投资的意义,支持卫生行政部门合理分配有限的卫生经济资源,准确选择配置卫生资源的优先疾病,利于政府制定正确的卫生经济政策。

第一节　理论基础

一、疾病经济负担的概念

世界银行在《1993 年世界发展报告投资与健康》中广泛使用了"全球疾病负担"这一概念,并用此概念研究世界各国尤其是发展中国家和中等收入国家在控制疾病优先重点领域和确定基本卫生服务包的策略。疾病负担本质上是研究一定社区的疾病和健康状况的一种社区诊断方法,是将过早死亡造成的损失与由于疾病失能(伤残)造成的健康损失结合起来考察疾病给社会造成的总损失,研究世界各国的疾病负担以及世界各国疾病经济负担的国际比较性研究。疾病经济负担常用失能调整生命年为单位进行测算。疾病经济负担又称为"疾病费用"或"疾病成本",是指由于疾病、失能(残疾)或过早死亡给患者、家庭和社会带来的经济损失以及为了防治疾病而消耗的卫生资源。疾病经济负担针对人群因疾病所引起的经济耗费或经济损失进行测算和分析,从而可以从经济的层面上研究或比较不同疾病对人群健康的影响。疾病对社会与人群造成的疾病经济负担分为直接疾病经济负担、间接疾病经济负担和无形疾病经济负担。

（一）直接疾病经济负担的含义

直接疾病经济负担是指用于预防和治疗疾病所直接消耗的经济资源，包括个人、家庭、社会和政府用于疾病和伤害的预防、诊治及康复过程中消耗的各种经济资源。直接疾病经济负担包括以下两个部分：

一是在卫生保健部门所消耗的经济资源，包括患者在医院门诊、住院等的费用，在药店购买药品的费用，国家财政和社会（包括企业）对医疗机构、防保机构和康复机构等投入的各个方面经济资源。二是在非卫生保健部门所消耗的经济资源，包括疾病造成的有关社会服务费用和疾病有关的科学研究费用、退休金或津贴、患者的额外营养费用、患者由于就医所花费的交通费用等，还包括患者在接受卫生服务过程中患者及陪护人员所支付的其他费用，如营养费、交通费、差旅费以及用来攻克疾病而购置的各种康复器械等非处方费用；若因伤害死亡则还有尸体处理费、丧葬费及其他费用。此项费用有很大伸缩性，但在疾病直接费用中占有一定的比重，不可忽视。

（二）间接疾病经济负担的含义

疾病的间接经济负担是指间接花费或由于疾病、伤残、死亡造成的经济后果。通常情况下，疾病造成经济损失相关后果包括疾病造成工作效率的下降，因病就医或者过早死亡造成劳动时间的损失，劳动者或者儿童、老人就医需要陪护而造成陪护者的劳动时间的损失等。间接疾病经济负担是由于劳动力有效工作时间的减少和工作能力与工作效率的降低，引起的社会和家庭当前价值和未来价值的损失。狭义的间接疾病经济负担是指生产力损失造成的经济损失。而广义的间接疾病经济负担则包括社会生产力损失、收入损失、家务劳动损失、雇佣费用、培训费用、保险费用、管理费用等。其中，家务劳动损失又可称为"非市场生产力损失"，包括照看小孩、家具修理、洗衣做饭等。在评价非市场生产力的价值时，可用市场替代方法，即假定家务劳动的价值等于雇佣个人做家务劳动的费用。

（三）无形疾病经济负担的含义

无形疾病经济负担是指与患者生命质量的降低或残疾程度有关的无形损失，主要指疾病、伤残、过早死亡在心理上、精神上和生活上给患者、家庭和社会其他成员造成的痛苦、悲哀与不便所带来生活质量的下降。无形经济负担由于测量的困难，很少真正列入计算。但是，它确实是一种客观存在，因此分析评价时要予以适当考虑，如进行恰当的描述。

二、影响疾病经济负担的主要因素

（一）人口学因素

从社会角度，人口的数量、人口的构成、人口的分布等影响社会的疾病经济负担。从个体角度，不同年龄、性别、婚姻状况、文化程度的患者疾病经济负担就不同。尤其是不同年龄的人，由于生存状态不同，对社会的贡献也不同，死亡或失能所造成的损失也不同，不同年龄的人间接经济损失差异较大。比如一般情况下，人们认为70岁的老人死亡造成的损失比30岁的人死亡造成的损失要小得多。不同年龄组的人群生产力不同，在将有效工作时间转化为经济损失时，应该考虑到这一点。不同年龄组应赋予不同的生产力权重。按照巴纳姆（Barnum）报告（1987）的方法，对各年龄组的生产力水平给予一定的权重：0～14岁年龄组的权数为0.15；15～44岁组和45～59岁组是社会财富的主要创造者，权数分别为0.75和0.80；60岁及以上的老年人生产力权重减少到0.10。按照人口比例构成对各年龄组生产力权数进行加权平均，得出总体人口的生产力权重为0.50。

一些人群由于疾病导致早死，从而损失未来的生命时间；一些人群由于疾病导致短暂性或永久性失能，因此，在疾病发生后的很多年甚至一生生命质量都受到影响，相当于损失健康的生命年。所有这些生命年的损失都表现为未来时间的损失，因此需要使用一定的贴现率进行贴现，将未来生命年的价值损失折算为现值，从而便于比较。比如失能调整生命年损失的计算就考虑了时间贴现问题。

（二）疾病本身情况

疾病是否容易诊断及诊断结论、疾病的分型、疾病的严重程度和疾病的治疗手段及效果等，都会影响医疗费用的高低，影响疾病的经济负担。对于一些不容易明确诊断、病情比较严重、没有明确治疗方案或治疗手段比较先进的疾病，疾病经济负担的水平相对比较高；相反，对于一些诊断明确、病情较轻、治疗手段比较常规的疾病则经济负担水平比较低。比如心肌梗死患者需要安装血管支架来缓解症状，肝癌患者进行肝脏移植手术，尿毒症的患者需要血液透析，这些治疗手段都非常先进并且昂贵，使得疾病经济负担水平升高。另外，许多急性疾病可以一次性治愈，形成的经济负担水平相对比较低；而慢性疾病迁延不愈，需要经常就诊甚至住院，或者长期服药，由此会形成比较高的疾病经济负担。

（三）患者卫生服务的利用程度

如果患者根本不利用卫生服务，没有为预防或治疗疾病消耗任何经济资源，那么也不会造成患者的直接疾病经济负担。通常情况下，患者的疾病经济负担与下列因素有关。

1.患者利用卫生服务次数

患者第一次就诊时,由于诊断尚未明确,需要做一些检查,需要多次就医,在卫生机构花费的费用可能会比较高,期待收入会下降;如果诊断清楚,不必多次就诊,利用卫生服务发生的费用会相对比较少。因此,就诊频次与疾病经济负担有一定的关联度。当然具体视患病程度的轻重不同,其费用有所变化。

2.患者就医的方便程度

如果患者利用卫生服务的地点距离比较近,不会发生很高的交通费和住宿费等,可以减少疾病经济负担。许多患者到外地求医,要支付远程交通费、陪护人员住宿费、就餐费等,不可避免地增加了疾病经济负担。

3.就诊卫生服务机构

通常就诊机构的级别越高,经济负担越高,相反则越低。根据卫生部统计信息显示,2009年综合医院的门诊次均费用为159.5元,县属医院为109.8元,县级市属医院为126.8元,地市级医院为164.5元,省级医院为234元,部属医院高达305.2元。

4.患者的期望值

如果患者仅仅希望通过卫生服务控制和缓解症状,维持目前的状况,疾病经济负担水平会相对比较低;如果患者希望彻底根治,尽量减少治疗过程中的痛苦,疾病的经济负担会相对比较高。比如某急性白血病患者期望通过骨髓移植可以根治白血病或显著提高其无病生存率,而骨髓移植通常需要20万元以上,使疾病经济负担水平比较高;而另外一个急性白血病患者由于各种主客观原因首选普通化疗,希望能够缓解症状即可,花费就比骨髓移植低,当然长期反复的治疗也会发生很高的费用。

5.医疗保障水平

一些城市患者由于保障水平高、支付能力强,会倾向于使用比较高级的检查治疗手段,使用进口药品等,因此,会造成疾病经济负担水平高。相反,目前我国的农村居民享有的新农合保障能力较低,若自身经济支付能力弱,可能发生的医药费用就低。

(四)其他因素

此外,还存在医药科技发展与应用、卫生服务价格变化、社会经济商品价格变化、发病率、健康和疾病观念变化等影响疾病经济负担。

三、研究疾病经济负担的意义

疾病经济负担在卫生经济学领域中引起重视和关注是因为它的实际意义。

具体体现在以下几个方面：

（一）研究疾病经济负担对政府的意义

1. 研究疾病经济负担有助于认识和确立卫生事业在国民经济和社会发展中的地位和作用

疾病经济负担的基本数据及其分析，可以生动地说明不同疾病给国家、社会和家庭带来的经济损失和疾病所消耗的大量卫生资源，说明疾病给社会经济发展和人民生活带来的沉重的经济负担，说明卫生部门通过不懈的努力，在防病治病、修复劳动力和提高劳动者的生命质量以及保障社会经济可持续发展中起到不可低估的作用。

2. 研究疾病经济负担有助于正确认识健康投资的意义

疾病经济负担研究是建立在人力资本理论基础上的。在人力资本理论中，人的健康是人力资本的内涵之一，人们花费在身体疾病的预防、治疗和健身锻炼上的费用是一种人力资本投资，对经济发展与社会进步无疑是重要的。健康是人类追求的目标，也是人类社会生存与发展的基础。健康投资是恢复和发展生产力的根本性投资，能恢复和提高人的健康，形成人力资本促进经济、社会与人类的进步。因此，保护健康不仅是个人的追求，也是政府的重要责任。

3. 研究疾病经济负担有助于卫生资源的合理配置

通过研究疾病经济负担可以弄清哪些疾病严重影响了社会经济发展，它们给社会经济发展带来了多大的经济消耗和经济损失，从而有利于建立健康投资的新概念，合理配置有限卫生资源。在这个过程中，疾病经济负担研究结果为卫生行政部门确定工作方向和正确决策提供了科学依据。

4. 研究疾病经济负担有助于重点卫生问题的选择

当政府面临不同的卫生问题时，需要选择安排卫生问题中的优先重点。过去在卫生问题优先重点排序时常利用"三率法""三因素法"或"减寿年法"等，由于没有疾病经济负担的有关资料，没有考虑或无法把疾病带来的经济影响纳入主要卫生问题的优先重点选择中。通过研究疾病经济负担，把疾病引起的经济负担作为一个重要因素纳入优先重点选择的过程中，尤其是疾病干预项目的优先重点的选择中，对于卫生行政工作的推动可以引起质的变化，使卫生工作真正为社会经济发展起到保驾护航的作用。

（二）研究疾病经济负担对卫生服务提供机构的意义

卫生服务机构尤其是疾病控制机构筹资的主要来源是国家。在当前的拨款方式下，款项与具体的疾病控制工作没有十分明确的关系，致使部分疾病控制工作处于比较弹性的运行状态中。研究疾病的经济负担，进一步研究疾病预防工作的成本效益，可以向政府展示这部分防病工作可能带来的成效，争取政府的经费支持。当然疾病经济负担研究的结果也有助于卫生服务部门内部工作的优先重点选择。同时,疾病经济负担的减轻程度是卫生部门社会效益提高程度的重要评价指标。

(三)研究疾病经济负担对医疗保险的意义

社会保险机构有责任为政府、社会组织机构和投保人管好钱用好钱;有责任向社会组织机构宣传疾病带来的可能不仅仅是医疗费用的消耗,还有更重要的机构生产能力的减少,从而动员所有的社会组织机构以全员参保;有责任在保证投保人在疾病医疗保险范围内有抵抗疾病风险能力的同时约束他们滥用医疗卫生资源的行为。要做好这些工作,必须研究疾病经济负担,清楚疾病的直接经济负担和间接经济负担及其影响因素。

第二节　老年人疾病经济负担现状

调查结果显示,老年人日常消费性支出平均值为 7835.53 元,其中医疗保健支出平均值为 1925.02 元,占消费性支出的比例为 24.57%。

一、不同性别老年人医疗保健支出

男性和女性的医疗保健支出分别为 1721.28 元和 2062.33 元。经检验,不同性别的老年人医疗保健支出也不同,女性高于男性,差异有统计学意义($t=3.226$,$p=0.001$),详见表 9-1。

表 9-1　　　　　　　不同性别老年人医疗保健支出情况

项目		均值	标准差
日常消费性支出(元)	男性	7629.49	7559.56
	女性	7974.36	8697.52
	合计	7835.53	8259.45
医疗保健支出(元)	男性	1721.28	3559.11
	女性	2062.33	5328.85
	合计	1925.02	4699.92

二、不同年龄老年人医疗保健支出

低龄老人、中龄老人和高龄老人的医疗保健支出分别为 1857.96 元、2059.79元和 1723.71 元。经检验,不同年龄组的老年人,医疗保健支出并无统计学差异($F=2.069,p=0.126$),详见表9-2。

表 9-2 不同年龄组老年人医疗保健支出情况

项目		均值	标准差
日常消费性支出(元)	60 岁~	8057.15	7613.89
	70 岁~	7877.71	9049.28
	80 岁~	6296.08	8141.82
	合计	7835.53	8259.45
医疗保健支出(元)	60 岁~	1857.96	4103.68
	70 岁~	2059.79	5518.40
	80 岁~	1723.71	4015.94
	合计	1925.02	4699.92

三、不同文化水平老年人医疗保健支出

经检验,文化水平不同的老年人,医疗保健支出也不同,差异有统计学意义($F=6.987,p=0.000$),详见表9-3。

表 9-3 不同文化水平老年人医疗保健支出情况

项目		均值	标准差
日常消费性支出(元)	小学及以下	6533.74	7376.72
	初中	10155.35	8454.00
	高中	13113.32	9761.89
	大专及以上	20846.39	13071.20
	合计	7835.53	8259.45

续表

项目		均值	标准差
医疗保健支出(元)	小学及以下	1860.26	4929.70
	初中	2006.06	3923.308
	高中	1979.96	3296.96
	大专及以上	4030.51	6638.36
	合计	1925.02	4699.92

四、不同婚姻状况老年人医疗保健支出

无配偶与有配偶的老年人,医疗保健支出分别为 1600.71 元和 2000.25 元。经检验,婚姻状况不同的老年人,医疗保健支出也不同,差异有统计学意义($t=3.483$, $p=0.001$),详见表 9-4。

表 9-4   不同婚姻状况老年人医疗保健支出情况

项目		均值	标准差
日常消费性支出(元)	无配偶	6395.00	7229.99
	有配偶	8169.62	8445.96
	合计	7835.53	8259.45
医疗保健支出(元)	无配偶	1600.71	3442.37
	有配偶	2000.25	4943.36
	合计	1925.02	4699.92

五、不同户口类型老年人医疗保健支出

农村户口与城镇户口的老年人,医疗保健支出分别为 1705.35 元和 2451.93 元。经检验,户口类型不同的老年人,医疗保健支出也不同,后者高于前者,差异有统计学意义($t=6.196$, $p=0.000$),详见表 9-5。

表 9-5　　　　　　　不同户口类型老年人医疗保健支出情况

项目		均值	标准差
日常消费性支出（元）	农村户口	5405.49	6014.10
	城镇户口	13665.29	9848.17
	合计	7835.53	8259.45
医疗保健支出（元）	农村户口	1705.35	4738.28
	城镇户口	2451.93	4564.81
	合计	1925.02	4699.92

六、不同医疗保险老年人医疗保健支出

参与与未参与医疗保险的老年人，医疗保健支出分别为 1931.68 元和 1533.22 元。经检验，二者医疗保健支出并无统计学差异（$t=0.913$，$p=0.361$），详见表 9-6。

表 9-6　　　　　　　不同医疗保险老年人医疗保健支出情况

项目		均值	标准差
日常消费性支出（元）	参与	7837.36	8242.00
	未参与	7727.97	9270.49
	合计	7835.53	8259.45
医疗保健支出（元）	参与	1931.68	4718.21
	未参与	1533.22	3447.52
	合计	1925.02	4699.92

七、不同居住方式老年人医疗保健支出

独居与非独居的老年人，医疗保健支出分别为 1928.54 元和 1924.43 元。经检验，不同居住方式的老年人，医疗保健支出并无统计学差异（$t=0.026$，$p=0.979$），详见表 9-7。

表 9-7　　　　　　不同居住方式老年人医疗保健支出情况

项目		均值	标准差
日常消费性支出(元)	非独居	7911.20	8314.30
	独居	7389.81	7918.16
	合计	7835.53	8259.45
医疗保健支出(元)	非独居	1924.43	4703.29
	独居	1928.54	4682.25
	合计	1925.02	4699.92

八、不同宗教信仰老年人医疗保健支出

无宗教信仰与有宗教信仰的老年人,医疗保健支出分别为 1901.04 元和 2720.14 元。经检验,二者医疗保健支出并无统计学差异($t=1.004$,$p=0.317$),详见表 9-8。

表 9-8　　　　　　不同宗教信仰老年人医疗保健支出情况

项目		均值	标准差
日常消费性支出(元)	无宗教信仰	7745.41	8011.30
	宗教信仰	10823.48	13922.18
	合计	7835.53	8259.45
医疗保健支出(元)	无宗教信仰	1901.04	4314.57
	宗教信仰	2720.14	11714.79
	合计	1925.02	4699.92

九、不同收入水平老年人医疗保健支出

收入水平越高的老年人,医疗保健支出也越多。经检验,收入水平不同的老年人,医疗保健支出也不同,差异有统计学意义($F=92.664$,$p=0.000$),详见表 9-9。

表 9-9 　　　　　　　　不同收入水平老年人医疗保健支出情况

项目		均值	标准差
日常消费性支出（元）	0～	5222.50	5017.32
	15000～	12159.19	8207.80
	30000～	17529.69	12283.14
	合计	7835.53	8259.45
医疗保健支出（元）	0～	1492.12	3326.37
	15000～	2608.65	4829.71
	30000～	3563.31	8713.08
	合计	1925.02	4699.92

十、不同慢性病患病情况老年人医疗保健支出

有慢性病与无慢性病的老年人，医疗保健支出分别为 2387.20 元和 902.14 元。经检验，二者医疗保健支出不同，前者高于后者，差异有统计学意义（$t=15.504, p=0.000$），详见表 9-10。

表 9-10 　　　　　　不同慢性病患病情况老年人医疗保健支出情况

项目		均值	标准差
日常消费性支出（元）	无慢性病	7202.42	7052.64
	有慢性病	8121.54	8735.92
	合计	7835.53	8259.45
医疗保健支出（元）	无慢性病	902.14	2746.64
	有慢性病	2387.20	5289.39
	合计	1925.02	4699.92

十一、不同锻炼情况老年人医疗保健支出

无规律体育活动与有规律体育活动的老年人，医疗保健支出分别为 1926.12元和 1911.22 元。经检验，二者医疗保健支出并无统计学差异（$t=0.070, p=0.944$），详见表 9-11。

表 9-11　　　　　不同锻炼情况老年人医疗保健支出情况

项目		均值	标准差
日常消费性支出(元)	无规律体育活动	7518.20	8053.64
	规律体育活动	11816.13	9664.75
	合计	7835.53	8259.45
医疗保健支出(元)	无规律体育活动	1926.12	4747.50
	规律体育活动	1911.22	4060.01
	合计	1925.02	4699.92

十二、不同失能情况老年人医疗保健支出

失能与未失能的老年人,医疗保健支出分别为 2471.51 元和 1827.44 元。经检验,不同失能情况的老年人,医疗保健支出也不同,差异有统计学意义($t=4.145,p=0.000$),详见表 9-12。

表 9-12　　　　　不同失能情况老年人医疗保健支出情况

项目		均值	标准差
日常消费性支出(元)	未失能	8035.62	8337.11
	失能	6716.03	7719.50
	合计	7835.53	8259.45
医疗保健支出(元)	未失能	1827.44	4696.95
	失能	2471.51	4681.20
	合计	1925.02	4699.92

第三节　老年人灾难性医疗支出分析

对 7003 名老年人进行调查,结果显示,1565 名老年人发生了灾难性医疗支出,发生率为 22.35%,现对其影响因素分析如下。

一、单因素分析

单因素分析结果显示,与老年人灾难性医疗支出发生相关的因素有 9 个,

分别为性别、年龄、文化水平、婚姻状况、户口类型、收入水平、慢性病、规律体育活动、自理能力。

（一）性别与灾难性医疗支出

男性与女性灾难性医疗支出的发生率分别为 20.11％和 23.86％。经检验，不同性别的老年人，灾难性医疗支出的发生也不同，差异有统计学意义（$\chi^2 = 13.708, p = 0.000$）。详见表 9-13，下同。

（二）年龄与灾难性医疗支出

80 岁及以上的老年人灾难性医疗支出的发生率最高，为 25.76％，其次为 70～79 岁年龄组的老年人，而 60～69 岁年龄组的老年人发生率最低，为 20.68％。经检验，不同年龄组的老年人，灾难性医疗支出的发生也不同，差异有统计学意义（$\chi^2 = 13.495, p = 0.001$）。

（三）文化水平与灾难性医疗支出

小学及以下文化水平的老年人灾难性医疗支出的发生率最高，为 24.97％，其次为初中文化水平的老年人，而高中文化水平的老年人发生率最低，为 12.31％。经检验，文化水平不同的老年人，灾难性医疗支出的发生也不同，差异有统计学意义（$\chi^2 = 78.936, p = 0.000$）。

（四）婚姻状况与灾难性医疗支出

无配偶与有配偶的老年人，灾难性医疗支出的发生率分别为 25.46％和 21.64％。经检验，婚姻状况不同的老年人，灾难性医疗支出的发生也不同，差异有统计学意义（$\chi^2 = 8.920, p = 0.003$）。

（五）户口类型与灾难性医疗支出

农村户口与城镇户口的老年人，灾难性医疗支出的发生率分别为 26.18％和 13.23％。经检验，户口类型不同的老年人，灾难性医疗支出的发生也不同，差异有统计学意义（$\chi^2 = 140.858, p = 0.000$）。

（六）居住方式与灾难性医疗支出

独居与非独居的老年人，灾难性医疗支出的发生率分别为 22.11％和 23.77％。经检验，居住方式不同的老年人，灾难性医疗支出的发生并无统计学差异（$\chi^2 = 1.377, p = 0.241$）。

（七）收入水平与灾难性医疗支出

收入水平越高的老年人，灾难性医疗支出的发生率越低。30000 元及以上年收入的老年人发生率最低，为 13.45％；而 15000 元以下年收入的老年人发生率最高，为 25.08％。经检验，收入水平不同的老年人，灾难性医疗支出的发生不同，差异有统计学意义（$\chi^2 = 83.150, p = 0.000$）。

（八）慢性病与灾难性医疗支出

有慢性病与无慢性病的老年人，灾难性医疗支出的发生率分别为28.12％和9.53％。经检验，二者灾难性医疗支出的发生不同，差异有统计学意义（$\chi^2=$298.465，$p=0.000$）。

（九）规律体育活动与灾难性医疗支出

有规律体育活动与无规律体育活动的老年人，灾难性医疗支出的发生率分别为15.55％和22.89％。经检验，二者灾难性医疗支出的发生不同，后者高于前者，差异有统计学意义（$\chi^2=15.001$，$p=0.000$）。

（十）自理能力与灾难性医疗支出

完全自理与不能完全自理的老年人，灾难性医疗支出的发生率分别为21.07％和42.28％。经检验，二者灾难性医疗支出的发生不同，差异有统计学意义（$\chi^2=102.555$，$p=0.000$）。

表 9-13　　　　　　老年人灾难性医疗支出单因素分析结果

项目	灾难性医疗支出		发生率（％）	χ^2 值	p 值
	未发生	发生			
性别				13.708	0.000
男性	2257	568	20.11		
女性	3181	997	23.86		
年龄（岁）				13.495	0.001
60～	2923	762	20.68		
70～	2077	651	23.86		
80～	438	152	25.76		
文化水平				78.936	0.000
小学及以下	3853	1282	24.97		
初中	1097	211	16.13		
高中	406	57	12.31		
大专及以上	82	15	15.46		
婚姻状况				8.920	0.003
无配偶	969	331	25.46		
有配偶	4469	1234	21.64		

续表

项目	灾难性医疗支出		发生率（%）	χ^2 值	p 值
	未发生	发生			
户口类型				140.858	0.000
农村	3641	1291	26.18		
城镇	1797	274	13.23		
居住方式				1.377	0.241
非独居	773	241	23.77		
独居	4665	1324	22.11		
收入水平（元）				83.150	0.000
0～	3811	1276	25.08		
15000～	797	160	16.72		
30000～	830	129	13.45		
慢性病				298.465	0.000
有	3472	1358	28.12		
无	1966	207	9.53		
规律体育活动				15.001	0.000
无	4998	1484	22.89		
有	440	81	15.55		
自理能力				102.555	0.000
完全自理	5195	1387	21.07		
不能完全自理	243	178	42.28		

二、多因素分析

以老年人是否发生灾难性医疗支出为因变量，以单因素分析中有统计学意义的9个因素为自变量，建立 Logistic 回归模型，各因素的编码情况如表9-14所示。

表 9-14　　　　　老年人灾难性医疗支出影响因素编码

因素	编码
因变量	
灾难性医疗支出	0＝未发生；1＝发生

续表

因素	编码
自变量	
性别	1＝男性；2＝女性
年龄（岁）	1＝60～；2＝70～；3＝80～
文化水平	1＝小学及以下；2＝初中；3＝高中；4＝大专及以上
婚姻状况	1＝无配偶；2＝有配偶
户口类型	1＝农村户口；2＝城镇户口
收入水平（元）	1＝0～；2＝15000～；3＝30000～
慢性病	1＝有；2＝无
规律体育活动	1＝无；2＝有
日常生活自理能力	1＝有完全自理能力；2＝无完全自理能力

回归结果显示，与老年人灾难性医疗支出发生相关的因素为性别、文化水平、户口类型、慢性病和自理能力，如表 9-15 所示。

表 9-15　　　　老年人灾难性医疗支出多因素分析结果

项目	β 值	χ^2 值	p 值	OR 值	95％CI	
					下限	上限
男性	−0.141	4.736	0.030	0.869	0.765	0.986
年龄	0.082	2.882	0.090	1.086	0.987	1.194
文化水平	−0.171	8.572	0.003	0.843	0.752	0.945
无配偶	0.041	0.283	0.594	1.042	0.895	1.213
农村户口	0.687	62.168	0.000	1.987	1.675	2.357
收入水平	−0.095	2.788	0.095	0.909	0.813	1.017
慢性病	1.275	248.558	0.000	3.578	3.054	4.193
无规律体育活动	0.089	0.458	0.499	1.093	0.845	1.413
有完全自理能力	−0.727	45.029	0.000	0.483	0.391	0.598
常数项	−1.880	61.973	0.000	0.153		

与女性老年人相比，男性老年人发生灾难性卫生支出的可能性相对较小，差异有统计学意义（OR＝0.869，p＝0.030）。

文化水平越高的老年人，发生灾难性卫生支出的可能性相对较小，差异有统计学意义（OR＝0.843，p＝0.003）。

与城镇户口的老年人相比，农村户口的老年人发生灾难性卫生支出的可能性相对较大，差异有统计学意义（OR＝1.987，p＝0.000）。

与无慢性病的老年人相比，有慢性病的老年人发生灾难性卫生支出的可能性更大，差异有统计学意义（OR＝3.578，p＝0.000）。

与无完全自理能力的老年人相比，有完全自理能力的老年人发生灾难性卫生支出的可能性更小，差异有统计学意义（OR＝0.483，p＝0.000）。

第四节　结果分析

结合以上三部分的结果，对其进行分析如下。

一、失能、慢性病是老年人疾病经济负担加重的重要原因

调查结果显示，失能者医疗保健支出比未失能者高35.24％，占消费支出的比重则分别为31.5％和21.0％。患慢性病的老年人医疗保健支出是未患慢性病的老年人的2.65倍，占消费支出的比重则分别为27.2％和12.4％。

老年人慢性病的患病率高达68.89％，是老年人医疗支出的最主要来源；失能是老年人面临的又一重要问题，增加了额外的医疗费用。因此，患慢性病、失能的老年人疾病负担较重，失能、慢性病是老年人疾病负担加重的重要原因。

二、女性老年人疾病经济负担较重

女性医疗保健支出以及占消费支出的比重均显著高于男性，这与女性老年人寿命较长且慢性病患病率较高有关。本次调查结果显示，女性和男性老年人的慢性病患病率分别为72.11％和64.09％，男性与女性失能率则分别为13.84％和16.05％。另外，这与目前女性的地位越来越高，医疗支付能力也相应提高有一定关联。

三、农村老年人疾病经济负担沉重

城镇户口的老年人医疗保健支出显著高于农村户口的老年人，但是，由于

前者可支配收入明显高于后者,导致农村户口的老年人医疗保健支出占消费支出的比重显著高于城镇户口的老年人,疾病经济负担较为沉重。

四、文化水平越低的老年人疾病经济负担越沉重

调查结果显示,文化水平越高的老年人卫生保健支出越多,但是,由于文化水平越高,社会地位相对越高,可支配收入也越高,医疗支出能力相对较高。而文化水平较低者恰好相反,医疗支出能力较低,导致卫生服务需要不能顺利转化为卫生服务需求,这是其医疗保健支出低于前者的重要原因。同时,由于其可支配收入较低,导致医疗保健支出占消费支出的比重高于前者。因此,文化水平越低的老年人疾病经济负担越沉重。

第十章 老年人心理弹性

如果我们在生活中留心观察,就会发现这样的现象:面临同样的压力事件时,有的人会一蹶不振,有的人却能做到愈挫愈勇。同样的压力事件却造成截然不同的影响,这就是心理弹性所起到的作用。

第一节 理论基础

一、心理弹性的概念

由于研究对象和领域不断扩展,到目前为止,心理弹性没有形成统一明确的概念。总结诸多研究者提出的概念,可以分为以下 3 类:

结果论认为心理弹性是个体在经历一系列挫折、压力事件后仍能得到积极的结果。马斯廷(Masten)认为"心理弹性是个体在遭遇逆境和重大压力后所表现出的良好的、积极的结果"。

特质论把心理弹性当作个体在面临压力事件时复原和保持适应性行为的能力。康纳(Connor)认为"心理弹性是一种应对消极生活事件(如压力、挫折、创伤等)的能力"。

过程论认为心理弹性是一种良好适应过程,可以帮助个体从生活创伤、逆境、悲剧或其他生活重大压力等困难经历中恢复过来。凯瑟琳(Kathleen)认为"心理弹性是个体在面对重大压力和危险时显示出一些特征和能力,是一个相对变化的过程,是使得个体从困难经历中恢复过来、成功应对的动态过程"。

3 种概念从不同的角度定义了心理弹性。结果论关注的是适应的结果,问题在于适应的标准因人而异。特质论强调的是内在素质,忽视环境的影响以及心理调节的过程。过程论整合了结果论和特质论的关键点,既强调了个体良好的适应结果和内在的应对能力，又描述了个体与环境的动态性交互作用，更具有整合性，因而被多数研究者采纳。

从总体上看，以上定义中都包含了两个核心要素：一是个体都会遇到压力、逆境等危险性情境；二是个体都能"战胜"这些困境，没出现严重的心理与行为问题，保持积极完好的状态。

二、心理弹性的测量

不同研究者基于不同的文化背景和理论框架编制出量表。笔者梳理了较有代表性的心理弹性量表，这些量表或侧重于心理弹性的内外保护因子，或侧重于心理弹性的内在结构。国外的心理弹性测量工具侧重测量内在保护性因素，测评人群从最初的儿童青少年延伸到成年人，适用范围也不断扩展。量表具有较好的信度、效度，如恩卡（Ungar）等人于2008年整合了11个国家有关心理弹性的研究结果，编制出了儿童与青少年心理弹性量表（CYRM-28）。该量表共28个条目，其个人水平、亲属水平、社会与文化水平3个维度的Cronbach's α 分别达到0.79、0.83和0.81，重测系数为0.65～0.91。此后，在雷德蒙德（Redmond）的青少年领导力、心理弹性与社会支持之间的关系的研究，戴格瑙特（Daigneault）的对加拿大法语地区青少年的心理弹性进行跨文化领域的测量研究，以及国内向小平、田国秀等人的北京青少年适应性研究中，Cronbach's α 都在0.80以上。这些研究都有力地证明了CYRM-28的可靠性和有效性。

国内量表既有国外量表的编译与修订，又有国内学者的自编量表，并进行信效度评价，也有针对特定的人群（大学生、留守儿童、医护人员等）编制出的量表。其中胡月琴、甘怡群编制的青少年心理韧性量表的运用最为广泛。该量表共27个条目5个维度，总量表的内部一致性系数为0.85，重测信度为0.83。量表采用李克特（Likert）5级评分，得分范围为27～135分，分数越高代表心理弹性水平越好。王林翮运用此量表探讨了大学生心理弹性与父母养育方式、人格、应对方式及社会支持之间的关系。黄淑慧依据此量表编制了体表缺陷青少年心理弹性量表。郭纪昌、叶一舵运用此量表探讨了青少年心理弹性、自尊和生活满意度之间的关系。相比而言，国内量表的研究面更广。

从维度来看，评估量表维度多样、较难比较，但自我效能感、问题解决倾向、有恒性、情绪管理能力、积极认知、外部支持等因素得到诸多研究者认可。

第二节　自我心理弹性现状

本研究采用的自我心理弹性量表由布洛克（Block）和克雷曼（Kreman）编制，用来测量个体心理弹性特质，共 14 个条目，采用 4 点计分方式，1 分表示根本不适用，2 分表示少许适用，3 分表示有些适用，4 分表示非常适用。总分越高，表示心理弹性越高。该量表具有良好的信度和效度。

一、量表信度和效度检验

一般自我效能感量表（GSES）的克朗巴哈系数为 0.885，说明量表具有良好的信度。14 个条目和总量表分的相关系数为 0.489～0.720，主成分分析结果显示，GSES 能提取两个主成分，能解释总变异的 54.366%，说明量表具有良好的结构效度。

二、老年人自我心理弹性现状

老年人自我心理弹性测评分数为 41.711±7.146，得分率为 74.48%，说明老年人自我心理弹性相对较高。各条目得分情况详见表 10-1。

表 10-1　　　　　老年人自我心理弹性量表各条目得分情况

项目	平均数	标准差
自我心理弹性总分	41.711	7.146
我对朋友很慷慨	3.348	0.659
我能很快从困境中恢复过来	3.282	0.654
我喜欢处理那些新的或者与众不同的事情	2.450	0.968
我通常能给人们留下好印象	3.293	0.553
我敢于尝试新鲜事物	2.448	0.992
我被认为是一个精力充沛的人	3.180	0.711
我喜欢采用不同的方式去解决问题	2.930	0.841
我比别人有更强的好奇心	2.683	0.987
我遇到的大部分人都很可爱	3.380	0.551

续表

项目	平均数	标准差
我通常在行动前会仔细思考	3.116	0.773
我喜欢做新颖且与众不同的事情	2.434	0.964
我的日常生活充满着让我感兴趣的事情	2.988	0.809
我认为自己是一个相当个性的人	2.861	0.895
我能够迅速从气愤中恢复过来	3.318	0.740

第三节　自我心理弹性影响因素分析

一、单因素分析

(一)性别与自我心理弹性

男性与女性老年人的自我心理弹性测评分数分别为 42.168 ± 7.178 和 41.404 ± 7.108。经检验,不同性别的老年人自我心理弹性也不同,前者高于后者,差异有统计学意义($t=4.413, p=0.000$)。详见表10-2,下同。

(二)年龄与自我心理弹性

年龄越大的老年人自我心理弹性越低,$60\sim69$ 岁的老年人自我心理弹性测评分数最高,为 42.019 ± 7.111,而 80 岁及以上年龄组的老年人自我心理弹性测评分数最低,为 40.471 ± 7.423。经检验,不同年龄组的老年人自我心理弹性也不同,差异有统计学意义($F=13.166, p=0.000$)。

(三)文化水平与自我心理弹性

文化水平越高的老年人自我心理弹性越高,大专及以上文化水平的老年人自我心理弹性测评分数最高,为 45.876 ± 7.285,而小学及以下文化水平的老年人自我心理弹性测评分数最低,为 41.027 ± 7.081。经检验,不同文化水平的老年人自我心理弹性也不同,差异有统计学意义($F=70.537, p=0.000$)。

(四)婚姻状况与自我心理弹性

有配偶与无配偶的老年人,自我心理弹性测评分数分别为 41.945 ± 7.086 和 40.706 ± 7.313。经检验,婚姻状况不同的老年人自我心理弹性也不同,前者高于后者,差异有统计学意义($t=5.713, p=0.000$)。

（五）居住方式与自我心理弹性

独居与非独居的老年人，自我心理弹性测评分数分别为 40.516±6.850 和 41.914±7.175。经检验，居住方式不同的老年人自我心理弹性也不同，后者高于前者，差异有统计学意义（$t=5.811, p=0.000$）。

（六）收入水平与自我心理弹性

收入水平越高的老年人自我心理弹性越高，年收入 30000 元及以上的老年人自我心理弹性测评分数最高，为 43.719±6.726，而年收入 15000 元以下的老年人自我心理弹性测评分数最低，为 40.972±7.133。经检验，收入水平不同的老年人自我心理弹性也不同，差异有统计学意义（$F=104.642, p=0.000$）。

（七）户口类型与自我心理弹性

农村户口与城镇户口的老年人，自我心理弹性测评分数分别为 40.937±7.255 和 43.570±6.512。经检验，户口类型不同的老年人自我心理弹性也不同，后者高于前者，差异有统计学意义（$t=14.970, p=0.000$）。

（八）慢性病与自我心理弹性

有慢性病与无慢性病的老年人，自我心理弹性测评分数分别为 41.364±7.263 和 42.481±6.818。经检验，二者自我心理弹性不同，后者高于前者，差异有统计学意义（$t=6.246, p=0.000$）。

（九）规律体育活动与自我心理弹性

有规律体育活动与无规律体育活动的老年人，自我心理弹性测评分数分别为 44.211±6.447 和 41.512±7.161。经检验，二者自我心理弹性不同，前者高于后者，差异有统计学意义（$t=9.125, p=0.000$）。

（十）日常生活自理能力与自我心理弹性

在日常生活方面，有完全自理能力与无完全自理能力的老年人，自我心理弹性测评分数分别为 41.976±7.032 和 37.681±7.648。经检验，二者自我心理弹性不同，前者高于后者，差异有统计学意义（$t=12.286, p=0.000$）。

表 10-2   **老年人自我心理弹性单因素分析结果**

项目	人数	自我心理弹性分数		t/F 值	p 值
		平均值	标准差		
性别				4.413	0.000
男性	2846	42.168	7.178		
女性	4224	41.404	7.108		
年龄（岁）				13.166	0.000

续表

项目	人数	自我心理弹性分数		t/F 值	p 值
		平均值	标准差		
60～	3706	42.019	7.111		
70～	2755	41.572	7.099		
80～	609	40.471	7.423		
文化水平				70.537	0.000
小学及以下	5194	41.027	7.081		
初中	1315	43.088	6.880		
高中	464	44.606	7.019		
大专及以上	97	45.876	7.285		
婚姻状况				5.713	0.000
无配偶	1331	40.706	7.313		
有配偶	5739	41.945	7.086		
居住方式				5.811	0.000
独居	1026	40.516	6.850		
非独居	6044	41.914	7.175		
收入水平(元)				104.642	0.000
0～	5150	40.972	7.133		
15000～	960	43.673	6.863		
30000～	960	43.719	6.726		
户口类型				14.970	0.000
农村	4990	40.937	7.255		
城镇	2080	43.570	6.512		
慢性病				6.246	0.000
有	4870	41.364	7.263		
无	2200	42.481	6.818		
规律体育活动				9.125	0.000
有	522	44.211	6.447		

续表

项目	人数	自我心理弹性分数		t/F 值	p 值
		平均值	标准差		
无	6548	41.512	7.161		
日常生活自理能力				12.286	0.000
不能完全自理	436	37.681	7.648		
完全自理	6634	41.976	7.032		

二、多因素分析

以自我心理弹性得分为因变量,以单因素分析中有统计学意义的因素为自变量,建立多元线性回归方程,各因素编码情况如表 10-3 所示。

表 10-3　　　　　　　　老年人自我心理弹性影响因素编码

因素	编码
因变量	
自我心理弹性得分	实测值
自变量	
性别	0＝女性;1＝男性
年龄(岁)	1＝60～;2＝70～;3＝80～
文化水平	1＝小学及以下;2＝初中;3＝高中;4＝大专及以上
婚姻状况	0＝有配偶;1＝无配偶
户口类型	0＝城镇户口;1＝农村户口
居住方式	0＝非独居;1＝独居
收入水平(元)	1＝0～;2＝15000～;3＝30000～
慢性病	0＝无慢性病;1＝有慢性病
规律体育活动	0＝无;1＝有
日常生活自理能力	ADL 测评分数

分析结果显示,与老年人自我心理弹性相关的因素为性别、文化水平、户口类型、居住方式、收入水平、慢性病、规律体育活动和日常生活自理能力,详见表 10-4。

表 10-4　　　　　　　　老年人自我心理弹性多因素分析结果

变量	偏回归系数	标准误	标准偏回归系数	t 值	p 值
常数	45.483	0.497		91.440	0.000
性别	0.487	0.175	0.033	2.778	0.005
年龄	−0.175	0.133	−0.016	−1.316	0.188
文化水平	0.977	0.140	0.091	6.971	0.000
婚姻状况	−0.106	0.254	−0.006	−0.419	0.675
户口类型	−1.529	0.217	−0.098	−7.041	0.000
居住方式	−1.031	0.273	−0.051	−3.775	0.000
收入水平	0.417	0.143	0.042	2.908	0.004
慢性病	−0.737	0.178	−0.048	−4.147	0.000
规律体育活动	1.352	0.320	0.049	4.227	0.000
日常生活自理能力	−0.259	0.020	−0.151	−12.897	0.000

与女性相比,男性老年人自我心理弹性相对较高,差异有统计学意义($\beta = 0.033, p = 0.005$)。

老年人自我心理弹性与文化水平呈显著正相关,文化水平越高的老年人自我心理弹性越好($\beta = 0.091, p = 0.000$)。

与城镇户口的老年人相比,农村户口的老年人自我心理弹性较差,差异有统计学意义($\beta = -0.098, p = 0.000$)。

与非独居的老年人相比,独居的老年人自我心理弹性较差,差异有统计学意义($\beta = -0.051, p = 0.000$)。

老年人自我心理弹性得分与年收入呈显著正相关,收入水平越高的老年人自我心理弹性也越好($\beta = 0.042, p = 0.004$)。

与无慢性病的老年人相比,有慢性病的老年人自我心理弹性较差,差异有统计学意义($\beta = -0.048, p = 0.000$)。

与无规律体育活动的老年人相比,有规律体育活动的老年人自我心理弹性相对较好,差异有统计学意义($\beta = 0.049, p = 0.000$)。

老年人自我心理弹性得分与 ADL 得分呈显著负相关,说明日常生活自理能力越差的老年人自我心理弹性也越差($\beta = -0.151, p = 0.000$)。

第四节 自我心理弹性的健康效应

本研究分别计算了老年人的自我心理弹性与生命质量、K10 得分、幸福感得分、孤独感得分的相关系数，分别为 0.571、−0.278、0.334、−0.215，且均有统计学意义，详见表 10-5。老年人的自我心理弹性与生命质量及幸福感得分呈显著正相关，与 K10 得分和孤独感得分呈显著负相关。说明，自我心理弹性越高的老年人，生存质量越高，心理健康状况越好，幸福感越高且越不容易有孤独感。

表 10-5 自我心理弹性的健康效应

	相关系数	p 值
生命质量	0.571	0.000
K10 得分	−0.278	0.000
幸福感得分	0.334	0.000
孤独感得分	−0.215	0.000

第十一章　老年人自我效能感

自我效能感于 1977 年由美国著名心理学家班杜拉在《自我效能：一种行为变化的综合理论》一书中提出，在其 1997 年出版的《自我效能——控制的实施》一书中对自我效能亦有全面系统的论述。

第一节　自我效能感理论基础

一、自我效能感的概念

自我效能感是指人们在自我调节系统中起主要作用的对自我能力的判断，是指个体在某一领域是否能充分展现自己的信念。班杜拉认为自我效能感可从 3 个方面得以体现，不仅涵盖了自我效能感的广泛适用性，还包含信念的水平即个体在面临不断增加的任务难度时所具有的信念，以及信念的强度即个体保持面临阻碍时表现的所需努力的消耗程度。

自我效能感是一种综合性的理论机制，是可以用来预测和解释个体的行为和心理变化的。这不同于最初班杜拉认为的自我效能感是一个特定领域的概念。最初对自我效能感的理解是指人们对自己在某一特定领域充分展现能力的信念，因为完成不同领域的任务需要不同的能力，个体可能在某领域有较高的信心，而在另一领域可能有较低的信心。目前，对自我效能理论的研究主要有两种取向：一种是对特殊领域的自我效能感研究，一种则是从自我效能感的一般性水平进行研究。后者取向的心理学研究人员把一般性的自我效能感看作是状态的、特质的，他们认为一般自我效能感取决于个体过往经历，此外还与个体对成败经历的归因有关。个体的一般自我效能感受个体成败经历和归因的影响而存在个体差异。

一般自我效能感并不关注个体在某一具体领域的信心知觉,而是关注个体在各类不同压力情境下,在应对时所拥有的更为广泛和稳定的个人能力胜任感,因此它可以预测个体在不同情境下的行为反应。一般自我效能感发生在情境之后、具体行为之前,是个体对自身是否能成功应对各种情境的预测,是个体对自身面对挑战时的主观能力判断,而非个体行为或能力的客观测定。因此,一般自我效能感是一种主观的知觉感受,是一种个体能力的总体信念,而非个体的行为或能力本身。

二、自我效能感的形成

班杜拉及前人的多项研究表明,自我效能感的形成主要受直接经验、替代经验、言语说服、情绪唤醒和生理状态的影响。

1. 直接经验

直接经验所产生的自我效能对个体的自我效能感影响最大。直接经验是由个体亲身经历所获得的,是个体的真实体验,是个体能力直观、可靠的反映。一般来说,个体的成功经验越多,其自我效能期望越高;失败的经验越多,其自我效能期望越低。不断经历成功会发展出个体强烈的自我效能感,偶尔失败带来的消极影响也会低一些。成功经验对效能期待的影响还受到个体归因方式的影响,成功时归因于外部的不可控因素不会增强自我效能感。

2. 替代经验

个体的效能期望也可以经由观察或模仿他人的直接经验而获得。当观察或模仿的对象与个体有高度的一致性时,个体会通过比较,认定自己与观察对象有着相近的能力,会被个体作为对自己能力评判的参考,观察对象的成败经验会对个体的自我评估产生一定的影响。替代经验的作用源于社会比较,相对直接经验而言,并非个人能力的直接的信息资源。

3. 言语说服

言语说服在生活当中被广泛应用。言语说服因其不费力即可得性,常常用于影响个体行为。通过说服,引导个体相信自己可以克服困难,获得成功,以此来提高自我效能感。言语说服的作用关键在于它是否切合实际,让人觉得真实可信,也依赖于劝说者的权威、地位、专长等因素。缺乏事实基础的说服是无法起到提升自我效能感的作用的。

4. 情绪和生理状态

人们会部分的通过对自己的生理唤醒的认识来判断自己对当前压力的紧张、焦虑与恐惧,而压力和疲劳的环境一般会引发个体的情绪唤醒,因此无论是情绪唤醒还是生理唤醒,都可能包含着个体胜任力的重要信息。当个体意识到自己处于强烈或负性情绪状态时,会引起个体质疑自身能力,形成较低的自我效能感。个体的发展是一个不断适应环境的过程,个体会在不断更新环境中,不断地重新评估和修正对自身能力的判断。

三、自我效能感的作用机制

根据班杜拉的自我效能理论,态度和行为不是知识的直接结果,人们结合知识、结果期待、情感状态、社会影响和过去经历形成的对自己应对能力的评价会影响态度和行为。自我效能感是影响个体行为、认知及各种情境中的情绪体验和行为反应最直接的因素,自我效能感的效能期待决定了个体在实现目标或任务时的努力程度和遇到阻碍时的坚持意愿和程度。自我效能感通过影响个体的选择过程、认知过程和情绪状态发挥其作用。

四、一般自我效能感的测量

一般自我效能感强调的是个体的主观感受,因此其评价测量方法一般采用自我报告法。国内外的研究学者根据特定的研究需要,开发了一系列针对不同领域的自陈式量表,且具有较高的信效度。

斯瓦泽尔(Schwazer)等(1981)编制的一般自我效能感量表(GSES),主要用来测量个体在面对各种应激情境时,所拥有的一种概括、稳定的效能信念。该量表在修订过程中由最初的 20 项缩减至 10 项,各项目均采用 Likert 4 点计分法。对该量表的多项实证研究表明,该量表具有良好的聚合效度和区分效度。该量表在跨文化研究领域中被较多使用,现已成为相关研究中的常用工具。张建新(1997)、王才康(2001)等将其翻译并修订成适合中国本土的量表并用于我国大学生群体,取得了良好的测量学指标。

目前,对一般自我效能感进行测评通常选用由斯瓦泽尔等人编制,2001 年由王才康等人翻译修订的中文译本。该量表只有一个维度,用于测量个体能否有效应对不同情境的一般自我效能感。该量表共 10 题,采用 4 点记分,得分越高,自我效能感越强。GSES 具有良好的信效度,其 10 个项目和总量表分数的相关系数为 0.60~0.77,具有良好的结构效度。

第二节 自我效能感现状

一、GSES 信度和效度检验

GSES 的克朗巴哈系数为 0.957,说明量表具有良好的信度。10 个条目和总量表分的相关系数为 0.666～0.897,主成分分析结果显示,GSES 只能提取一个主成分,能解释总变异的 73.274%,说明量表具有良好的结构效度。

二、老年人自我效能感现状

老年人自我效能感测评分数为 27.390±8.104,得分率为 68.48%,说明老年人自我效能感相对较高。各条目得分情况详见表 11-1。

表 11-1 老年人自我效能感量表各条目得分情况

项目	平均数	标准差
自我效能感总分	27.390	8.104
如果我尽力去做的话,我总是能够解决问题的	2.999	0.867
即使别人反对我,我仍有办法取得我所要的	2.412	1.067
对我来说,坚持理想和达成目标是轻而易举的	2.587	0.987
我自信能有效地应付任何突如其来的事情	2.722	0.969
以我的才智,我定能应付意料之外的情况	2.674	0.973
如果我付出必要的努力,我一定能解决大多数的难题	2.863	0.895
我能冷静地面对困难,因为我信赖自己处理问题的能力	2.791	0.951
面对一个难题时,我通常能找到几个解决方法	2.761	0.926
有麻烦的时候,我通常能想到一些应付的方法	2.908	0.886
无论什么事在我身上发生,我都能应付自如	2.672	1.012

第三节 自我效能感影响因素分析

一、单因素分析

(一)性别与自我效能感

男性与女性老年人的自我效能感测评分数分别为 28.668±7.767 和 26.529±8.212。经检验,不同性别的老年人自我效能感也不同,前者高于后者,差异有统计学意义($t=11.095$,$p=0.000$)。详见表 11-2,下同。

(二)年龄与自我效能感

年龄越大的老年人自我效能感越低,60~69 岁的老年人自我效能感测评分数最高,为 28.153±7.841,而 80 岁及以上年龄组的老年人自我效能感测评分数最低,为 24.634±8.622。经检验,不同年龄组的老年人自我效能感也不同,差异有统计学意义($F=56.123$,$p=0.000$)。

(三)文化水平与自我效能感

文化水平越高的老年人自我效能感越高,大专及以上文化水平的老年人自我效能感测评分数最高,为 32.155±7.011,而小学及以下文化水平的老年人自我效能感测评分数最低,为 26.438±8.146。经检验,不同文化水平的老年人自我效能感也不同,差异有统计学意义($F=100.762$,$p=0.000$)。

(四)婚姻状况与自我效能感

有配偶与无配偶的老年人,自我效能感测评分数分别为 27.824±7.940 和 25.520±8.529。经检验,婚姻状况不同的老年人自我效能感也不同,前者高于后者,差异有统计学意义($t=8.993$,$p=0.000$)。

(五)居住方式与自我效能感

独居与非独居的老年人,自我效能感测评分数分别为 26.200±7.802 和 27.592±8.137。经检验,居住方式不同的老年人自我效能感也不同,后者高于前者,差异有统计学意义($t=5.252$,$p=0.000$)。

(六)收入水平与自我效能感

收入水平越高的老年人自我效能感越高,年收入 30000 元及以上的老年人自我效能感测评分数最高,为 30.331±7.295;而年收入 15000 元以下的老年人自我效能感测评分数最低,为 26.483±8.139。经检验,收入水平不同的老年人自我效能感也不同,差异有统计学意义($F=126.926$,$p=0.000$)。

（七）户口类型与自我效能感

农村户口与城镇户口的老年人，自我效能感测评分数分别为 26.510 ± 8.155 和 29.501 ± 7.575。经检验，户口类型不同的老年人自我效能感也不同，后者高于前者，差异有统计学意义（$t = 14.789, p = 0.000$）。

（八）慢性病与自我效能感

有慢性病与无慢性病的老年人，自我效能感测评分数分别为 26.820 ± 8.234 和 28.653 ± 7.659。经检验，二者自我效能感不同，后者高于前者，差异有统计学意义（$t = 9.099, p = 0.000$）。

（九）规律体育活动与自我效能感

有规律体育活动与无规律体育活动的老年人，自我效能感测评分数分别为 30.423 ± 6.918 和 27.148 ± 8.143。经检验，二者自我效能感不同，前者高于后者，差异有统计学意义（$t = 10.264, p = 0.000$）。

（十）日常生活自理能力与自我效能感

在日常生活方面，有完全自理能力与无完全自理能力的老年人，自我效能感测评分数分别为 27.847 ± 7.861 和 20.438 ± 8.561。经检验，二者自我效能感不同，前者高于后者，差异有统计学意义（$t = 17.590, p = 0.000$）。

表 11-2 老年人自我效能感单因素分析结果

项目	人数	自我效能分数		t/F 值	p 值
		平均值	标准差		
性别				11.095	0.000
男性	2846	28.668	7.767		
女性	4224	26.529	8.212		
年龄（岁）				56.123	0.000
60～	3706	28.153	7.841		
70～	2755	26.974	8.173		
80～	609	24.634	8.622		
文化水平（元）				100.762	0.000
小学及以下	5194	26.438	8.146		
初中	1315	29.503	7.391		
高中	464	31.065	7.216		
大专及以上	97	32.155	7.011		

续表

项目	人数	自我效能分数		t/F 值	p 值
		平均值	标准差		
婚姻状况				8.993	0.000
无配偶	1331	25.520	8.529		
有配偶	5739	27.824	7.940		
居住方式				5.252	0.000
独居	1026	26.200	7.802		
非独居	6044	27.592	8.137		
收入水平(元)				126.926	0.000
0～	5150	26.483	8.139		
15000～	960	29.315	7.644		
30000～	960	30.331	7.295		
户口类型				14.789	0.000
农村	4990	26.510	8.155		
城镇	2080	29.501	7.575		
慢性病				9.099	0.000
有	4870	26.820	8.234		
无	2200	28.653	7.659		
规律体育活动				10.264	0.000
无	6548	27.148	8.143		
有	522	30.423	6.918		
日常生活自理能力				17.590	0.000
不能完全自理	436	20.438	8.561		
完全自理	6634	27.847	7.861		

二、多因素分析

以自我效能感得分为因变量,以单因素分析中有统计学意义的因素为自变量,建立多元线性回归方程,各因素编码情况如表11-3所示。

表 11-3 老年人自我效能感影响因素编码

因素	编码
因变量	
自我效能感得分	实测值
自变量	
性别	0＝女性;1＝男性
年龄(岁)	1＝60～;2＝70～;3＝80～
文化水平	1＝小学及以下;2＝初中;3＝高中;4＝大专及以上
婚姻状况	0＝有配偶;1＝无配偶
户口类型	0＝城镇户口;1＝农村户口
居住方式	0＝非独居;1＝独居
收入水平(元)	1＝0～;2＝15000～;3＝30000～
慢性病	0＝无慢性病;1＝有慢性病
规律体育活动	0＝无;1＝有
日常生活自理能力	ADL 测评分数

分析结果显示,与老年人自我效能感相关的因素为性别、年龄、文化水平、婚姻状况、户口类型、收入水平、慢性病、规律体育活动和日常生活自理能力,详见表 11-4。

表 11-4 老年人自我效能感多因素分析结果

变量	偏回归系数	标准误	标准偏回归系数	t 值	p 值
常数	34.081	0.546		62.411	0.000
性别	1.785	0.193	0.108	9.265	0.000
年龄	−0.874	0.146	−0.070	−5.971	0.000
文化水平	1.047	0.154	0.086	6.804	0.000
婚姻状况	−0.930	0.279	−0.045	−3.337	0.001

续表

变量	偏回归系数	标准误	标准偏回归系数	t 值	p 值
户口类型	−1.618	0.238	−0.091	−6.787	0.000
居住方式	−0.193	0.300	−0.008	−0.644	0.520
收入水平	0.666	0.157	0.059	4.233	0.000
慢性病	−1.131	0.195	−0.065	−5.795	0.000
规律体育活动	1.529	0.351	0.049	4.355	0.000
日常生活自理能力	−0.419	0.022	−0.215	−19.008	0.000

与女性相比,男性老年人自我效能感相对较高,差异有统计学意义($\beta=0.108, p=0.000$)。

老年人自我效能感与年龄呈显著负相关,年龄越大的老年人自我效能感越差($\beta=-0.070, p=0.000$)。

老年人自我效能感与文化水平呈显著正相关,文化水平越高的老年人自我效能感越好($\beta=0.086, p=0.000$)。

与有配偶的老年人相比,无配偶的老年人自我效能感较差,差异有统计学意义($\beta=-0.045, p=0.001$)。

与城镇户口的老年人相比,农村户口的老年人自我效能感较差,差异有统计学意义($\beta=-0.091, p=0.000$)。

老年人自我效能感得分与年收入呈显著正相关,收入水平越高的老年人自我效能感也越好($\beta=0.059, p=0.000$)。

与无慢性病的老年人相比,有慢性病的老年人自我效能感较差,差异有统计学意义($\beta=-0.065, p=0.000$)。

与无规律体育活动的老年人相比,有规律体育活动的老年人自我效能感相对较好,差异有统计学意义($\beta=0.049, p=0.000$)。

老年人自我效能感得分与 ADL 得分呈显著负相关,说明日常生活自理能力越差的老年人自我效能感也越差($\beta=-0.215, p=0.000$)。

第四节　自我效能感的健康效应

本研究分别计算了老年人的自我效能感与自我心理弹性、生命质量、K10

得分、幸福感得分、孤独感得分的相关系数,分别为 0.583、0.503、−0.294、0.251、−0.241,且均有统计学意义,详见表 11-5。老年人的自我效能感与自我心理弹性、生命质量及幸福感得分呈显著正相关,与 K10 得分和孤独感得分呈显著负相关。表中数据说明,自我效能感越高的老年人,自我心理弹性越好,生存质量越高,心理健康状况越好,幸福感越高,且越不容易有孤独感。

表 11-5   **自我效能感的健康效应**

	相关系数	p 值
自我心理弹性	0.583	0.000
生命质量	0.503	0.000
K10 得分	−0.294	0.000
幸福感得分	0.251	0.000
孤独感得分	−0.241	0.000

第十二章　老年人长期护理需求

经调查,7070 名受调查的老年人中,仅 302 名在主观上表示对长期护理有需求,主观需求率为 4.27%。现对其影响因素分析如下。

一、单因素分析

单因素分析结果显示,与老年人长期护理需求相关的因素有 5 个,分别为年龄、户口类型、慢性病、规律体育活动、日常生活自理能力,详见表 12-1。

（一）性别与长期护理需求

男性与女性长期护理需求率分别为 4.36% 和 4.21%。经检验,不同性别的老年人,长期护理需求无统计学差异（$\chi^2=0.085, p=0.771$）。

（二）年龄与长期护理需求

80 岁及以上的老年人长期护理需求率最高,为 9.36%,其次为 70～79 岁年龄组的老年人,而 60～69 岁年龄组的老年人需求率最低,为 3.40%。经检验,不同年龄组的老年人,长期护理需求也不同,差异有统计学意义（$\chi^2=45.458, p=0.000$）。

（三）文化水平与长期护理需求

小学及以下文化水平的老年人长期护理需求率最高,为 4.45%,其次为高中文化水平的老年人,而初中文化水平的老年人需求率最低,为 3.57%。经检验,文化水平不同的老年人,长期护理需求并无统计学差异（$\chi^2=1.964, p=0.580$）。

（四）婚姻状况与长期护理需求

无配偶与有配偶的老年人,长期护理需求率分别为 5.18% 和 4.06%。经检验,婚姻状况不同的老年人,长期护理需求并无统计学差异（$\chi^2=3.339, p=0.068$）。

（五）户口类型与长期护理需求

农村户口与城镇户口的老年人,长期护理需求率分别为 4.71% 和 3.22%。

经检验,户口类型不同的老年人,长期护理需求也不同,差异有统计学意义($\chi^2 = 7.952, p = 0.005$)。

（六）居住方式与长期护理需求

独居与非独居的老年人,长期护理需求率分别为4.20%和4.68%。经检验,居住方式不同的老年人,长期护理需求并无统计学差异($\chi^2 = 0.486, p = 0.486$)。

（七）收入水平与长期护理需求

30000元及以上年收入的老年人长期护理需求率最高,为4.58%,其次为15000元以下年收入的老年人,而15000~29999元年收入的老年人需求率最低,为3.44%。经检验,收入水平不同的老年人,长期护理需求并无统计学差异($\chi^2 = 1.981, p = 0.371$)。

（八）慢性病与长期护理需求

有慢性病与无慢性病的老年人,长期护理需求率分别为4.95%和2.77%。经检验,二者长期护理需求不同,差异有统计学意义($\chi^2 = 17.547, p = 0.000$)。

（九）规律体育活动与长期护理需求

有、无规律体育活动的老年人,长期护理需求率分别为1.72%和4.47%。经检验,二者长期护理需求不同,后者高于前者,差异有统计学意义($\chi^2 = 8.945, p = 0.003$)。

（十）日常生活自理能力与长期护理需求

完全自理与不能完全自理的老年人,长期护理需求率分别为2.77%和27.06%。经检验,二者长期护理需求不同,差异有统计学意义($\chi^2 = 590.326, p = 0.000$)。

表 12-1　　　　　　　　老年人长期护理需求单因素分析结果

项目	长期护理需求		需求率（%）	χ^2 值	p 值
	无需求	需求			
性别				0.085	0.771
男性	2722	124	4.36		
女性	4046	178	4.21		
年龄（岁）				45.458	0.000
60~	3580	126	3.40		

续表

项目	长期护理需求		需求率（%）	χ^2 值	p 值
	无需求	需求			
70～	2636	119	4.32		
80～	552	57	9.36		
文化水平				1.964	0.580
小学及以下	4963	231	4.45		
初中	1268	47	3.57		
高中	444	20	4.31		
大专及以上	93	4	4.12		
婚姻状况				3.339	0.068
无配偶	1262	69	5.18		
有配偶	5506	233	4.06		
户口类型				7.952	0.005
农村	4755	235	4.71		
城镇	2013	67	3.22		
居住方式				0.486	0.486
非独居	978	48	4.68		
独居	5790	254	4.20		
收入水平（元）				1.981	0.371
0～	4925	225	4.37		
15000～	927	33	3.44		
30000～	916	44	4.58		
慢性病				17.547	0.000
有	4629	241	4.95		
无	2139	61	2.77		
规律体育活动				8.945	0.003
无	6255	293	4.47		
有	513	9	1.72		

续表

项目	长期护理需求		需求率（%）	χ^2 值	p 值
	无需求	需求			
日常生活自理能力				590.326	0.000
完全自理	6450	184	2.77		
不能完全自理	318	118	27.06		

二、多因素分析

以老年人是否对长期护理服务有需求为因变量，以单因素分析中有统计学意义的 5 个因素为自变量，建立 Logistic 回归模型，各因素的编码情况如表 12-2 所示。

表 12-2　　　　老年人长期护理需求影响因素编码

因素	编码
因变量	
长期护理需求	0＝无需求；1＝有需求
自变量	
年龄（岁）	1＝60～；2＝70～；3＝80～
户口类型	1＝农村户口；2＝城镇户口
慢性病	1＝有；2＝无
规律体育活动	1＝无；2＝有
日常生活自理能力	1＝有完全自理能力；2＝无完全自理能力

回归结果显示，与老年人长期护理需求相关的因素为年龄、慢性病和自理能力，详见表 12-3。

表 12-3　　　　老年人长期护理需求多因素分析结果

项目	β 值	χ^2 值	p 值	OR 值	95%CI	
					下限	上限
年龄	0.192	4.531	0.033	1.211	1.015	1.445
农村户口	0.074	0.245	0.621	1.077	0.804	1.442

续表

项目	β 值	χ^2 值	p 值	OR 值	95%CI	
					下限	上限
慢性病	0.406	7.239	0.007	1.501	1.117	2.018
无规律体育活动	0.508	2.122	0.145	1.662	0.839	3.291
有完全自理能力	−2.410	301.901	0.000	0.090	0.068	0.118
常数项	−2.272	28.278	0.000	0.103		

年龄越大的老年人,对长期护理服务有需求的可能性越大,差异有统计学意义($OR=1.211,p=0.033$)。

与无慢性病的老年人相比,有慢性病的老年人对长期护理服务有需求的可能性更大,差异有统计学意义($OR=1.501,p=0.007$)。

与无完全自理能力的老年人相比,有完全自理能力的老年人对长期护理服务有需求的可能性更小,差异有统计学意义($OR=0.090,p=0.000$)。

第十三章　老年人养老方式选择

老年人选择居家养老方式的比例最高，为 88.90％，其次为机构养老方式，而社区养老方式所占比例最低，仅为 2.81％。

一、单因素分析

（一）性别与养老方式

男性与女性老年人，选择居家养老方式的比例分别为 89.88％和 88.23％，选择机构养老方式的比例分别为 7.80％和 8.62％。经检验，不同性别的老年人对养老方式的选择也不同，差异有统计学意义（$\chi^2 = 6.046, p = 0.049$）。详见表 13-1，下同。

（二）年龄与养老方式

低龄、中龄和高龄老年人选择居家养老方式的比例分别为 86.86％、90.56％和93.76％，选择机构养老方式的比例分别为 9.88％、7.08％和4.11％。经检验，不同年龄组的老年人对养老方式的选择也不同，差异有统计学意义（$\chi^2 = 38.906, p = 0.000$）。

（三）文化水平与养老方式

文化水平越低的老年人选择居家养老的比例越高，文化水平越高的老年人选择机构养老的比例越高。经检验，不同文化水平的老年人对养老方式的选择也不同，差异有统计学意义（$\chi^2 = 152.278, p = 0.000$）。

（四）婚姻状况与养老方式

无配偶与有配偶的老年人，选择居家养老方式的比例分别为 90.08％和88.62％，选择机构养老方式的比例分别为 7.96％和 8.36％。经检验，不同婚姻状况的老年人对养老方式的选择并无统计学差异（$\chi^2 = 4.789, p = 0.091$）。

（五）户口类型与养老方式

农村户口与城镇户口的老年人,选择居家养老方式的比例分别为 92.48% 和 80.59%,选择机构养老方式的比例分别为 5.97% 和 13.85%。经检验,不同户口类型的老年人对养老方式的选择也不同,差异有统计学意义($\chi^2 =$ 231.826,$p=0.000$)。

（六）医疗保险与养老方式

参与与未参与医疗保险的老年人,选择居家养老方式的比例分别为 88.85% 和 91.53%,选择机构养老方式的比例分别为 8.30% 和 7.63%。经检验,二者对养老方式的选择并无统计学差异($\chi^2=1.807$,$p=0.405$)。

（七）居住方式与养老方式

独居与非独居的老年人,选择居家养老方式的比例分别为 88.40% 和 88.98%,选择机构养老方式的比例分别为 9.26% 和 8.12%。经检验,居住方式不同的老年人对养老方式的选择并无统计学差异($\chi^2=2.362$,$p=0.307$)。

（八）宗教信仰与养老方式

无宗教信仰与有宗教信仰的老年人,选择居家养老方式的比例分别为 89.10% 和 82.13%,选择机构养老方式的比例分别为 8.10% 和 14.49%。经检验,二者对养老方式的选择不同,差异有统计学意义($\chi^2=11.246$,$p=0.004$)。

（九）收入水平与养老方式

收入水平越低的老年人选择居家养老的比例越高,收入水平越高的老年人选择机构养老的比例越高。经检验,不同收入水平的老年人对养老方式的选择也不同,差异有统计学意义($\chi^2=325.359$,$p=0.000$)。

（十）慢性病与养老方式

无慢性病与患慢性病的老年人,选择居家养老方式的比例分别为 88.50% 和 89.08%,选择机构养老方式的比例分别为 8.18% 和 8.34%。经检验,二者对养老方式的选择并无统计学意义($\chi^2=2.977$,$p=0.226$)。

（十一）规律体育活动与养老方式

无规律体育活动与有规律体育活动的老年人,选择居家养老方式的比例分别为89.63% 和 79.69%,选择机构养老方式的比例分别为 7.86% 和 13.60%。经检验,二者对养老方式的选择不同,差异有统计学意义($\chi^2=54.869$,$p=0.000$)。

（十二）失能与养老方式

未失能与失能的老年人,选择居家养老方式的比例分别为 88.81% 和 89.37%,选择机构养老方式的比例分别为 8.32% 和 8.12%。经检验,二者对养老方式的选择并无统计学差异($\chi^2=0.470$,$p=0.790$)。

综上所述,单因素分析结果显示,与老年人养老方式选择相关的因素为性别、年龄、文化水平、户口类型、宗教信仰、收入水平、规律体育活动。

表 13-1　　　　　老年人养老方式选择的单因素分析结果

项目	养老方式选择[n(%)]			χ^2 值	p 值
	居家养老	社区养老	机构养老		
性别				6.046	0.049
男性	2558(89.88)	66(2.32)	222(7.80)		
女性	3727(88.23)	133(3.15)	364(8.62)		
年龄(岁)				38.906	0.000
60～	3219(86.86)	121(3.26)	366(9.88)		
70～	2495(90.56)	65(2.36)	195(7.08)		
80～	571(93.76)	13(2.13)	25(4.11)		
文化水平				152.278	0.000
小学及以下	4751(91.47)	102(1.96)	341(6.57)		
初中	1100(83.65)	59(4.49)	156(11.86)		
高中	360(77.59)	32(6.90)	72(15.52)		
大专及以上	74(76.29)	6(6.19)	17(17.53)		
婚姻状况				4.789	0.091
无配偶	1199(90.08)	26(1.95)	106(7.96)		
有配偶	5086(88.62)	173(3.01)	480(8.36)		
户口类型				231.826	0.000
农村	4615(92.48)	77(1.54)	298(5.97)		
城镇	1670(80.29)	122(5.87)	288(13.85)		
医疗保险				1.807	0.405
参与	6177(88.85)	198(2.85)	577(8.30)		
未参与	108(91.53)	1(0.85)	9(7.63)		
居住方式				2.362	0.307
非独居	5378(88.98)	175(2.90)	491(8.12)		
独居	907(88.40)	24(2.34)	95(9.26)		

续表

项目	养老方式选择[n(%)]			χ^2 值	p 值
	居家养老	社区养老	机构养老		
宗教信仰				11.246	0.004
无	6115(89.10)	192(2.80)	556(8.10)		
有	170(82.13)	7(3.38)	30(14.49)		
收入水平(元)				325.359	0.000
0～	4784(92.89)	79(1.53)	287(5.57)		
15000～	774(80.63)	56(5.83)	130(13.54)		
30000～	727(75.73)	64(6.67)	169(17.60)		
慢性病				2.977	0.226
无	1947(88.50)	73(3.32)	180(8.18)		
有	4338(89.08)	126(2.59)	406(8.34)		
规律体育活动				54.869	0.000
无	5869(89.63)	164(2.50)	515(7.86)		
有	416(79.69)	35(6.70)	71(13.60)		
失能与否				0.470	0.790
未失能	5327(88.81)	172(2.87)	499(8.32)		
失能	958(89.37)	27(2.52)	87(8.12)		

二、多因素分析

以老年人养老方式选择为因变量,以单因素分析中有统计学意义的因素为自变量,建立多分类 Logistic 回归模型。

分析结果显示,与老年人选择居家养老方式相关的因素为年龄、文化水平、收入水平、户口类型,如表 13-2 所示。年龄越大的老年人越倾向于选择居家养老,文化水平越高的老年人越倾向于机构养老,收入水平越高的老年人越倾向于机构养老,农村户口的老年人更倾向于选择居家养老。

与老年人选择社区养老方式相关的因素为户口类型,如表 13-2 所示。与城镇户口的老年人相比,农村户口的老年人更倾向于选择社区养老而不是机构养老。

表 13-2 老年人养老方式选择的多因素分析结果

项目	居家养老			社区养老		
	β 值	p 值	OR 值	β 值	p 值	OR 值
截距	−0.507	0.394		−2.073	0.061	
年龄	0.044	0.000	1.045	0.012	0.375	1.013
文化水平	−0.146	0.023	0.864	0.095	0.391	1.100
收入水平	−0.519	0.000	0.595	−0.015	0.902	0.985
男性	0.160	0.095	1.174	−0.215	0.239	0.806
农村户口	0.428	0.000	1.535	−0.404	0.048	0.668
无宗教信仰	0.377	0.074	1.458	0.540	0.210	1.717
无规律体育活动	0.171	0.238	1.186	−0.293	0.210	0.746

第十四章　老年人体育锻炼

规律体育活动是指每天 30 分钟以上的中等强度体育活动,在高血压、糖尿病等重大慢性病的预防方面具有重要意义。在人口老龄化的社会背景下,人群疾病谱发生变化,表现为慢性非传染性疾病发病率不断上升。由于规律体育活动具有低投入高产出的特征,在慢性病健康管理和改善癌症预后方面越来越受到重视。

调查结果显示,522 名老年人进行了规律体育活动,达标率为 7.38%,现对其影响因素分析如下。

一、单因素分析

单因素分析结果显示,与老年人规律体育活动相关的因素有 8 个,分别为性别、年龄、文化水平、婚姻状况、户口类型、收入水平、慢性病、自理能力,详见表 14-1。

(一)性别与规律体育活动

男性与女性规律体育活动的达标率分别为 6.15% 和 8.21%。经检验,不同性别的老年人,规律体育活动的发生也不同,后者高于前者,差异有统计学意义($\chi^2 = 10.613, p = 0.001$)。

(二)年龄与规律体育活动

年龄越大的老年人规律体育活动的达标率越低,低龄老年人规律体育活动的达标率最高,为 8.77%,而高龄老年人达标率最低,为 3.94%。经检验,不同年龄组的老年人,规律体育活动的发生也不同,差异有统计学意义($\chi^2 = 25.877, p = 0.000$)。

(三)文化水平与规律体育活动

文化水平越高的老年人规律体育活动的达标率越高,小学及以下文化水平的老年人达标率最低,为 5.35％;而大专及以上文化水平的老年人达标率最高,为 16.49％。经检验,文化水平不同的老年人,规律体育活动的发生也不同,差异有统计学意义($\chi^2 = 124.626, p = 0.000$)。

(四)婚姻状况与规律体育活动

无配偶与有配偶的老年人,规律体育活动的达标率分别为 5.86％和 7.74％。经检验,婚姻状况不同的老年人,规律体育活动的发生也不同,差异有统计学意义($\chi^2 = 5.562, p = 0.018$)。

(五)户口类型与规律体育活动

农村户口与城镇户口的老年人,规律体育活动的达标率分别为 4.29％和 14.81％。经检验,户口类型不同的老年人,规律体育活动的发生也不同,差异有统计学意义($\chi^2 = 237.554, p = 0.000$)。

(六)医疗保险与规律体育活动

参与、未参与医疗保险的老年人,规律体育活动的达标率分别为 7.41％和 5.93％。经检验,二者规律体育活动的发生并无统计学差异($\chi^2 = 0.370, p = 0.543$)。

(七)居住方式与规律体育活动

独居与非独居的老年人,规律体育活动的达标率分别为 6.63％和 7.51％。经检验,居住方式不同的老年人,规律体育活动的发生并无统计学差异($\chi^2 = 1.002, p = 0.317$)。

(八)宗教信仰与规律体育活动

无宗教信仰与有宗教信仰的老年人,规律体育活动的达标率分别为 7.29％和 10.63％。经检验,二者规律体育活动的发生并无统计学差异($\chi^2 = 3.283, p = 0.070$)。

(九)收入水平与规律体育活动

收入水平越高的老年人,规律体育活动的达标率越高。30000 元及以上年收入的老年人达标率最高,为 16.15％,而 15000 元以下年收入的老年人达标率最低,为 4.99％。经检验,收入水平不同的老年人,规律体育活动的发生也不同,差异有统计学意义($\chi^2 = 174.233, p = 0.000$)。

(十)慢性病与规律体育活动

有慢性病与无慢性病的老年人,规律体育活动的达标率分别为 6.69％和 8.91％。经检验,二者规律体育活动的发生不同,差异有统计学意义($\chi^2 = 10.873, p = 0.001$)。

（十一）自理能力与规律体育活动

完全自理与不能完全自理的老年人，规律体育活动的达标率分别为 7.82％ 和 0.69％。经检验，二者规律体育活动的发生不同，差异有统计学意义（$\chi^2 = 30.459, p = 0.000$）。

表 14-1　　　　　老年人规律体育活动单因素分析结果

项目	规律体育活动		达标率（％）	χ^2 值	p 值
	未达标	达标			
性别				10.613	0.001
男性	2671	175	6.15		
女性	3877	347	8.21		
年龄（岁）				25.877	0.000
60～	3381	325	8.77		
70～	2582	173	6.28		
80～	585	24	3.94		
文化水平				124.626	0.000
小学及以下	4916	278	5.35		
初中	1157	158	12.02		
高中	394	70	15.09		
大专及以上	81	16	16.49		
婚姻状况				5.562	0.018
无配偶	1253	78	5.86		
有配偶	5295	444	7.74		
户口类型				237.554	0.000
农村	4776	214	4.29		
城镇	1772	308	14.81		
医疗保险				0.370	0.543
参与	6437	515	7.41		
未参与	111	7	5.93		

续表

项目	规律体育活动		达标率（%）	χ^2 值	p 值
	未达标	达标			
居住方式				1.002	0.317
非独居	5590	454	7.51		
独居	958	68	6.63		
宗教信仰				3.283	0.070
无	6363	500	7.29		
有	185	22	10.63		
收入水平（元）				174.233	0.000
0～	4893	257	4.99		
15000～	850	110	11.46		
30000～	805	155	16.15		
慢性病				10.873	0.001
无	2004	196	8.91		
有	4544	326	6.69		
自理能力				30.459	0.000
完全自理	6115	519	7.82		
不能完全自理	433	3	0.69		

二、多因素分析

以老年人是否进行规律体育活动为因变量，以单因素分析中有统计学意义的 8 个因素为自变量，建立 Logistic 回归模型，各因素的编码情况如表 14-2 所示。

表 14-2　　　　老年人规律体育活动影响因素编码

因素	编码
因变量	
规律体育活动	0＝未采取；1＝采取
自变量	
性别	1＝男性；2＝女性

续表

因素	编码
年龄（岁）	1＝60～;2＝70～;3＝80～
文化水平	1＝小学及以下;2＝初中;3＝高中;4＝大专及以上
婚姻状况	1＝无配偶;2＝有配偶
户口类型	1＝农村户口;2＝城镇户口
收入水平（元）	1＝0～;2＝15000～;3＝30000～
慢性病	1＝有;2＝无
自理能力	1＝完全自理;2＝不能完全自理

回归结果显示,与老年人是否采取规律体育活动相关的因素有 7 个,分别为性别、年龄、文化水平、户口类型、收入水平、慢性病和自理能力,详见表 14-3。

表 14-3　　　　　　　老年人规律体育活动的多因素分析结果

项目	β 值	χ^2 值	p 值	OR 值	95%CI 下限	95%CI 上限
男性	−0.356	11.526	0.001	0.701	0.570	0.860
年龄	−0.334	16.106	0.000	0.716	0.608	0.843
文化水平	0.255	15.354	0.000	1.290	1.136	1.466
无配偶	−0.084	0.390	0.532	0.919	0.705	1.198
农村户口	−0.949	69.100	0.000	0.387	0.310	0.484
收入水平	0.259	13.438	0.000	1.295	1.128	1.488
慢性病	−0.264	7.328	0.007	0.768	0.634	0.930
完全自理	1.939	11.027	0.001	6.949	2.213	21.822
常数项	−3.842	38.089	0.000	0.021		

与女性老年人相比,男性老年人采取规律体育活动的可能性相对较小,差异有统计学意义(OR＝0.701,p＝0.001)。

年龄越大的老年人采取规律体育活动的可能性越小(OR＝0.716,p＝0.000);收入越高的老年人采取规律体育活动的可能性越大(OR＝1.295,p＝0.000);文化水平越高的老年人采取规律体育活动的可能性越大(OR＝1.290,p＝0.000)。

与城镇户口的老年人相比,农村户口的老年人采取规律体育活动的可能性相对较小,差异有统计学意义(OR=0.387,p=0.000)。

与无慢性病的老年人相比,有慢性病的老年人采取规律体育活动的可能性较小,差异有统计学意义(OR=0.768,p=0.007)。

与不能完全自理的老年人相比,能完全自理的老年人采取规律体育活动的可能性相对较大,差异有统计学意义(OR=6.949,p=0.001)。

第十五章　老年人主观幸福感

　　主观幸福感主要是指人们对其生活质量所做的情感性和认知性的整体评价。在这种意义上,决定人们是否幸福的并不是实际发生了什么,关键是人们对所发生的事情在情绪上做出何种解释,在认知上进行怎样的加工。

第一节　理论基础

一、主观幸福感概念

　　与心理幸福感一样,主观幸福感日益受到重视。因而主观幸福感是一种主观的、整体的概念,同时也是一个相对稳定的值,评估相当长一段时期的情感反应和生活满意度。

　　主观幸福感由两个部分构成:情感平衡和生活满意度。情感平衡是指与不愉快的情感体验相比较,占相对优势的愉快体验,是个体对生活的一个总体、概括评价。情感平衡包含积极情感和消极情感两个维度,但这两个维度并不具有必然的相关性,是两个相对独立的变量。生活满意度是个体对生活的综合判断。作为认知因素,它独立于积极情感和消极情感,是衡量主观幸福感更有效的指标。

　　主观幸福感基本特点是:①主观性,以评价者内定的标准而非他人标准来评估。②稳定性,主要测量长期而非短期情感反应和生活满意度,这是一个相对稳定的值。③整体性,是综合评价,包括对情感反应的评估和认知判断。

二、关于主观幸福感理论的研究

　　为了改进和提高测量的有效性,研究者对主观幸福感的理论模型进行了积极的探索,形成了一些重要的理论。

（1）状态理论：该理论认为,一个人是否感到幸福,取决于他日常生活中幸福事件的多寡。弗莱斯（Forayce,1986）研究发现,个体如果缺乏令身心愉快的事件会导致抑郁。

（2）人格理论：人格理论认为,人格是一个长期影响幸福感的强烈因素。格雷（Gray,1981）提出对正性情感敏感的外向的个体与对负性情感不敏感的非神经性质及稳定性的个体,幸福感较强。

（3）判断理论：在该理论中,幸福并非绝对的,个体判断自身是否幸福,是基于所处的生活环境同自身判断幸福的标准进行比较,因此它是相对存在的。施瓦茨和斯特拉克（Schwartz,Strack,1991）通过研究发现,个体会对过去和现在的生活进行一种判断。同过去相比,当个体发现自己目前的生活水平出现了提高,则幸福感会提高;如果生活水平出现了下降,则幸福感指数会降低。

此外,还有目标理论、活动理论、动力平衡理论、期望值理论等,这里不再赘述。

三、关于影响因素的研究

哪些因素会影响个体的主观幸福感评价,这是研究者们一直以来都企图解决的问题。综观已有的研究成果,对于主观幸福感影响因素的研究多集中于以下几个方面。

（一）人口统计学变量

年龄一直被人们视为可以影响个体幸福感的重要因素之一。但在研究早期,研究者们并没有获得相关的数据资料来支持这一假设。直到布兰费罗（Blanchflower）和他的团队第一次提出 U 形观点,即年龄和主观幸福感相关关系呈 U 形分布。这一观点也被韩国研究者哈约（Hayo,2003）在对东欧地区主观幸福感的研究中再次得到证实。

婚姻生活同年龄一样,也被人们视为可以影响个体幸福感的重要因素之一。研究者们也对其进行了大量的实证探索,结果也显得并不一致。比如,斯徒泽（Stutzer,2006）的研究发现,那些认为自己比较幸福的个体更愿意选择和伴侣结婚。然而,在哈林和希多（Haring,Hidore,1985）看来,婚姻虽然与主观幸福感相关,但影响并不显著。在他们的实证研究中,二者的相关系数仅为0.14,且只有 2% 左右的解释率。

（二）社会经济变量

在主观幸福感研究早期,学者们认为收入水平与主观幸福感呈正相关。布拉德伯恩（Bradburn,1969）认为,积极情感较多的往往是收入较高的群体,消极情感较多的往往是收入较低的群体。坎贝尔(Campbell,1976)也持同样的看法,认为经济发展水平会影响个体的主观幸福感,那些收入较高的个体幸福指数明显高于收入较低的个体。

在主观幸福感的研究后期,学者们发现,社会经济水平实际上同某些人口统计学变量一样,虽然呈现出相关关系,但二者的相关系数并不高。这一研究结论在发达国家和地区表现得尤为明显。在 Haring(1984)的实证研究中,二者的相关系数仅为 0.17。迪纳(Diener,1984)也对此进行了验证,在他的大样本调查中,美国民众个人经济收入与主观幸福感的相关系数仅为 0.12。与此同时,研究还发现,个人经济收入在突然出现增长以后,其主观幸福感并不会随之发生相应的变化。但是这一结论并非放之四海皆准,研究者们在研究发展中国家个人经济收入同主观幸福感关系时,发现了有趣的变化,即在发展中国家,收入的增加却明显促进了幸福感的增加。维恩霍文(Veenhoven,2006)通过比较研究发现,从 1946 年开始的 60 年时间内,在当时的发展中国家比如巴西、韩国,民众的幸福感水平提高了 1.46 和 2.18,但在同一时期,美国民众的幸福感水平只提高了 0.006。

（三）人格变量

因为人格这种特质具有长期稳定的特点,所以,Diener 认为人格因素是预测幸福感最可靠、最有力的指标之一。Bradburn(1969)发现,善交际(外向型的一种重要特征)与正向情感密切相关。科斯塔和麦克雷(Costa,McCrae,1980)在前人研究成果的基础上研究发现,主观幸福感的情感成分与人格特质结构中外向性相对应,认知成分与神经质结构相对应;并且提出了与以往研究不同的结论,即人格更容易影响主观幸福感,其对个体主观幸福感的预测可长达 10 年甚至 20 年。

四、主观幸福感测量的研究

对于"主观幸福感"这样一种抽象变量如何进行测量,学者们也进行了深入的研究。从过去的单一、单题,到现在的系统、多题,在这样一个发展过程中,研究者们编制了大量的量表来科学有效地收集主观幸福感的数据。比如,安德鲁斯和威西(Andrews,Withey,1976)编制了用于测量整体幸福感的单题测量工具——D-T 量表(delighted-terrible scale);为了同时测量个体短期和长期的情感反映,科赞佐和艾伯特(Kozamzo,Albert,1980)编制了纽芬兰纪念大学快乐感量表;Diener 等人(1985)在如何测量主观幸福感上也进行了积极尝试,编制了到目前为止仍被普遍使用的生活满意度量表(the satisfaction with life scale)。

第二节 主观幸福感影响因素分析

一、一般特征与主观幸福感的关系

（一）单因素分析

单因素分析结果显示，与老年人主观幸福感相关的因素有 7 个，分别为年龄、婚姻状况、居住方式、收入水平、户口类型、慢性病和规律体育活动，详见表15-1。

1. 性别与主观幸福感

男性与女性老年人的主观幸福感测评分数分别为 30.806±4.976 和30.681±4.995。经检验，不同性别的老年人主观幸福感并无统计学差异（$t=1.035, p=0.301$）。

2. 年龄与主观幸福感

年龄越大的老年人主观幸福感越高，60～69 岁年龄组的老年人主观幸福感测评分数最低，为 30.328±5.257；而 80 岁及以上年龄组的老年人主观幸福感测评分数最高，为 31.481±4.426。经检验，不同年龄组的老年人主观幸福感也不同，差异有统计学意义（$F=27.009, p=0.000$）。

3. 文化水平与主观幸福感

文化水平越高的老年人主观幸福感越高，大专及以上文化水平的老年人主观幸福感测评分数最高，为 31.516±5.329，而小学及以下文化水平的老年人主观幸福感测评分数最低，为 30.685±4.997。经检验，不同文化水平的老年人主观幸福感并无统计学差异（$F=1.361, p=0.253$）。

4. 婚姻状况与主观幸福感

有配偶与无配偶的老年人，主观幸福感测评分数分别为 30.820±4.853 和30.349±5.514。经检验，婚姻状况不同的老年人主观幸福感也不同，前者高于后者，差异有统计学意义（$t=2.866, p=0.004$）。

5. 居住方式与主观幸福感

独居与非独居的老年人，主观幸福感测评分数分别为 29.876±5.329 和30.876±4.913。经检验，居住方式不同的老年人主观幸福感也不同，后者高于前者，差异有统计学意义（$t=5.620, p=0.000$）。

6. 收入水平与主观幸福感

收入水平越高的老年人主观幸福感越高,年收入 30000 元及以上的老年人主观幸福感测评分数最高,为 31.434±4.386;而年收入 15000 元以下的老年人主观幸福感测评分数最低,为 30.475±5.165。经检验,收入水平不同的老年人主观幸福感也不同,差异有统计学意义($F=25.299, p=0.000$)。

7. 户口类型与主观幸福感

农村户口与城镇户口的老年人,主观幸福感测评分数分别为 30.419±5.181 和 31.479±4.400。经检验,户口类型不同的老年人主观幸福感也不同,后者高于前者,差异有统计学意义($t=8.746, p=0.000$)。

8. 慢性病与主观幸福感

有慢性病与无慢性病的老年人,主观幸福感测评分数分别为 30.528±5.189 和 31.181±4.478。经检验,二者主观幸福感不同,后者高于前者,差异有统计学意义($t=5.400, p=0.000$)。

9. 规律体育活动与主观幸福感

有规律体育活动与无规律体育活动的老年人,主观幸福感测评分数分别为 31.753±5.053 和 30.650±3.945。经检验,二者主观幸福感不同,前者高于后者,差异有统计学意义($t=6.007, p=0.000$)。

表 15-1　　　　老年人主观幸福感单因素分析结果

项目	人数	测评分数	t/F 值	p 值
性别			1.035	0.301
男性	2846	30.806±4.976		
女性	4224	30.681±4.995		
年龄(岁)			27.009	0.000
60～	3706	30.328±5.257		
70～	2755	31.107±4.674		
80～	609	31.481±4.426		
文化水平			1.361	0.253
小学及以下	5194	30.685±4.997		
初中	1315	30.769±4.934		
高中	464	30.981±4.946		
大专及以上	97	31.516±5.329		

续表

项目	人数	测评分数	t/F 值	p 值
婚姻状况			2.866	0.004
无配偶	1331	30.349±5.514		
有配偶	5739	30.820±4.853		
居住方式			5.620	0.000
非独居	6044	30.876±4.913		
独居	1026	29.876±5.329		
收入水平(元)			25.299	0.000
0～	5150	30.475±5.165		
15000～	960	31.405±4.426		
30000～	960	31.434±4.386		
户口类型			8.746	0.000
农村	4990	30.419±5.181		
城镇	2080	31.479±4.400		
慢性病			5.400	0.000
有	4870	30.528±5.189		
无	2200	31.181±4.478		
规律体育活动			6.007	0.000
有	522	31.753±5.053		
无	6548	30.650±3.945		

（二）多因素分析

以有统计学意义的 7 个社会人口学因素为自变量，以主观幸福感测评分数为因变量，建立多元线性回归模型。回归结果显示，与老年人主观幸福感相关的社会人口学特征为年龄、户口类型、居住方式、收入水平、慢性病和规律体育活动，详见表 15-2。

表 15-2　　　　　　　　　老年人主观幸福感多因素分析结果

变量	偏回归系数	标准误	标准偏回归系数	t 值	p 值
常数	30.303	0.277		109.357	0.000
年龄	0.788	0.093	0.102	8.437	0.000
婚姻状况	−0.171	0.180	−0.013	−0.950	0.342
户口类型	−0.743	0.152	−0.068	−4.871	0.000
居住方式	−1.048	0.196	−0.074	−5.353	0.000
收入水平	0.214	0.097	0.031	2.210	0.027
慢性病	−0.660	0.127	−0.061	−5.215	0.000
规律体育活动	0.822	0.229	0.043	3.596	0.000

年龄越大的老年人主观幸福感越高,差异有统计学意义($\beta = 0.102$, $p = 0.000$)。

与城镇户口的老年人相比,农村户口的老年人主观幸福感相对较低,差异有统计学意义($\beta = -0.068, p = 0.000$)。

与非独居的老年人相比,独居的老年人主观幸福感相对较低,差异有统计学意义($\beta = -0.074, p = 0.000$)。

收入越高的老年人主观幸福感越高,差异有统计学意义($\beta = 0.031$, $p = 0.027$)。

与无慢性病的老年人相比,有慢性病的老年人主观幸福感相对较低,差异有统计学意义($\beta = -0.061, p = 0.000$)。

与无规律体育活动的老年人相比,规律体育活动的老年人主观幸福感相对较高,差异有统计学意义($\beta = 0.043, p = 0.000$)。

二、心理弹性、效能感、自理能力与主观幸福感的关系

主观幸福感得分与自我心理弹性、自我效能感及日常生活自理能力得分的相关系数分别为 0.334、0.251 和 −0.038,均有统计学意义,详见表 15-3。

表 15-3　　　　　　　　　老年人主观幸福感相关性分析

	自我心理弹性	自我效能感	ADL
相关系数	0.334	0.251	−0.038
p 值	0.000	0.000	0.002

以主观幸福感得分为因变量,以自我心理弹性、自我效能感及日常生活自理能力得分为自变量,建立多元线性回归方程。

分析结果显示,自我心理弹性得分越高,主观幸福感得分也越高,差异有统计学意义($\beta = 0.270, p = 0.000$)。自我效能感得分越高,主观幸福感得分也越高,差异有统计学意义($\beta = 0.096, p = 0.000$)。ADL 得分越高,主观幸福感得分越低,差异有统计学意义($\beta = -0.059, p = 0.000$)。详见表 15-4。

表 15-4　　　　　　　　老年人主观幸福感多元回归模型

变量	偏回归系数	标准误	标准偏回归系数	t 值	p 值
常数	22.324	0.426		52.425	0.000
自我心理弹性得分	0.189	0.010	0.270	19.456	0.000
自我效能感得分	0.059	0.009	0.096	6.767	0.000
ADL 得分	−0.071	0.014	−0.059	−5.106	0.000

表中数据说明,自我心理弹性及自我效能感越好的老年人,主观幸福感也越高;日常生活自理能力越低的老年人,主观幸福感也越低。

第十六章　老年人常见疾病及康复需求

与其他年龄段的人群相比,老年人相关疾病的发病率相对较高。本章对老年人常见的疾病进行介绍,例如心脑血管疾病、神经精神障碍、代谢障碍、运动障碍等,并对患有以上疾病的老年人康复的需求进行描述。

第一节　老年人心脑血管疾病

一、老年人心血管疾病

(一)老年心血管疾病流行病学特征

《中国心血管病报告 2016》指出:随着我国社会经济的发展,国民生活方式发生了显著的变化。尤其是人口老龄化及城镇化进程的加速,中国心血管病危险因素流行趋势明显,导致心血管病的发病人数持续增加。据推算,我国目前心血管病现患人数高达 2.9 亿,其中脑卒中 1300 万,冠心病 1100 万,心力衰竭450 万。根据 2010 年第六次全国人口普查数据,测算我国高血压患病人数为2.7 亿;心血管病死亡率居首位,高于肿瘤和其他疾病,占居民疾病死亡构成的40%以上。老年人的心血管病发病率高于普通人群。《中国人口老龄化和老龄事业发展报告(2014)》表明,在老年人中,至少患有一种常见慢性疾病的老年人占50.75%。其中,患高血压的老年人占 28.52%,患心脏病的老年人占12.22%,患脑卒中及脑血管病的老年人占 8.31%。

1. 我国老年人群心血管疾病的流行病学特征

(1)高血压病、冠状动脉粥样硬化性心脏病(简称"冠心病")、心房颤动、退行性心脏瓣膜病、慢性心力衰竭是老年心血管病的主要病种。1991 年全国高血压抽样调查资料显示,我国大于等于 60 岁人群的高血压患病率为 40.4％,老年人单纯收缩期高血压患病率为 21.5％,占老年高血压患病总数的 53.2％。2013 年,上海市 60 岁及以上老年人口慢性病患病率调查显示,高血压患病率为 51.6％;上海市静安区某社区 60 岁以上老年人进行慢病患病率整体抽样结果显示,高血压患病率高达 70.7％。我国目前各地区冠心病患病率报道不尽一致,2003 年安徽省军区离退休干部的患病率为 42.79％,2006 年上海市某养老机构的老年人患病率为 42.79％,2010 年济南市某医院 65 岁以上体检人群患病率高达 52.88％,2013 年上海市老年人冠心病患病率为 26.3％,2017 年上海市某社区 65 岁以上老年人群整群抽样调查显示冠心病患病率为 13.08％。

(2)老年心血管疾病的患病率和死亡率随年龄增加而逐步增加。据《中国心血管病报告 2005》公布的资料,我国 60～65 岁、65～70 岁、70～75 岁、75～80 岁、80 岁以上人群冠心病死亡率分别为 71.5/10 万、161.4/10 万、305.6/10 万、499.59/10 万和 2761.1/10 万。《2015 年中国卫生和计划生育统计年鉴》显示,我国人群 2002～2014 年急性心肌梗死(acute myocardial infarction,AMI)死亡率逐年上升,并随增龄而增加。城市男性 75 岁以上、80 岁以上和 85 岁以上年龄组的 AMI 死亡率分别为 84.68/10 万、207.26/10 万和 685.94/10 万。2004 年一项对我国 14 个省份和直辖市自然人群中 29079 例 30～85 岁人群的流行病学调查提示,我国房颤总患病率为 0.7％,标准化后的患病率为 0.61％;男性患病率约为 0.9％,略高于女性。房颤患病率在 50～59 岁人群中仅为 0.5％,在 80 岁以上人群中高达 7.5％。另一横截面调查显示,经年龄调整后,我国 35 岁以上男性的房颤患病率为 0.74％,女性为 0.76％;60 岁以下男女患病率分别为 0.43％和 0.44％,60 岁以上男女患病率分别增长至 1.83％和 1.92％。

(3)多种疾病并存,病情复杂多变,预后差。上海部分社区老年人共病患病模式及其影响因素分析显示,高血压是各种共病最为常见的组成病种。老年人群共病患病率为 22.26％,其中患任 2 种慢性病者 16.02％,最常见模式依次为高血压＋糖尿病、高血压＋冠心病和高血压＋脂肪肝;患任 3 种慢性病者 5.18％,最常见模式依次为高血压＋冠心病＋糖尿病、高血压＋糖尿病＋脂肪肝和高血压＋冠心病＋脂肪肝。而在老年患者中,房颤很少表现为唯一独立的疾病,通常合并存在与房颤相关的其他疾病,比如高血压、冠心病、心力衰竭、瓣膜病、糖尿病以及甲状腺疾病等。

2.我国老年心血管疾病流行病学特点在不同地区和人群以及随时代变化中也表现出不同的差异

(1)地区分布。一方面为城市与农村的发病差异。农村近几年来心血管病死亡率持续高于城市水平。2005 年流行病学数据显示,60 岁以上人群的高血压全国城市患病率为54.4%，农村为47.2%，高出7.2%；中国2007年慢性病自报患病率显示，我国城市60～69岁者脑卒中患病率（3.8%）高于农村（2.5%）。另一方面为东西部地区的患病率差异：60～69岁者高血压的东部地区患病率（59.1%）高于中部（患病率为56.8%）和西部（患病率为53.9%）地区。

（2）人群分布。表现为不同年龄和性别的患病率差异。年龄对患病率的影响总体趋势表现为随年龄增大患病率增加。性别对脑血管疾病（cerebrovascular disease，CVD）也有显著影响。根据王薇2015年的报道，2004～2010年中国男女两性CVD死亡占总死亡的构成比分别为38.2%和44.3%。女性CVD死亡率以及CVD死亡占总死亡的构成比均呈持续增加变化，其中缺血性心脏病所占比例上升幅度最大。2001～2011年，全国162家医院参加的中华和平（China peace）研究共收集13815例急性心肌梗死住院患者。与2001年相比，2006年女性急性心肌梗死住院患者人数增加到了1.85倍，到2011年女性心肌梗死住院患病人数增加到了2.65倍。

（3）时间分布。老年心血管疾病发病率呈逐年上升趋势，这一趋势可能与老年人口的比例增加，人均寿命延长，城市化进程的加快以及诊治手段的不断提高促使急性期存活患者增加密切相关。顾秀英等统计得出，20世纪90年代末，心脏病和脑血管病死亡率分别由50年代的47.6/10万和39.3/10万上升到114.8/10万和149.5/10万；我国在1991年和2002年的两次人群抽样调查表明，10年间老年人群高血压患病率由1991年的4.6%上升至2002年的49.1%，增长了44.5个百分点，绝对值增长了55%以上。钱军和等流行病学家预测，在相当长段时间内老年心血管系统疾病的发病率仍将呈上升趋势。

（二）老年心血管疾病社会负担及卫生经济学评价

2000年，我国60岁以上人口达1.33亿，占总人口的10%以上，已进入老龄化社会。预测21世纪中叶，老年人口将达到4亿，占总人口的25%左右。人口老龄化对社会压力巨大。人口老龄化对人群健康带来的影响主要是：患病率随年龄增加而升高，其中以慢性病为主，心血管疾病发病率高；多种疾病并存，病程长，致死致残率高，社会负担大。

根据《中国居民营养与慢性病状况报告（2015）》报道，心血管病是目前我国引起死亡人数最多的慢性病，排在城乡居民总死亡原因的首位，其中农村为44.8%，城市为41.9%。《中国心血管病报告2016》概要也指出：2015年中国医院心脑血管病出院总人次数为1887.72万人次，占同期出院总人次数的12.87%；其中心血管病占6.61%，为各种疾病的首位；出院人次数中，冠心病占36.20%，其余依次为脑梗死、高血压、颅内出血、急性心肌梗死。由此可见，心血管疾病和其并发症所带来的社会经济负担长期而沉重。有效地控制医药费用的支出有利于我国经济的可持续发展，也有利于患者获取最佳的治疗效果。对心血管疾病的治疗给予必要的经济学再评价，势在必行，意义重大。

1. 经济学研究方法

经济学评价的最常用的测量方法之一为生存人年。该指标的计算是基于流行病学资料和随机临床试验结果。其他方法还包括生命质量调整年（quality adjusted life year，QALY）和权变价值，即基于意愿支付的经济价值。以高血压研究为例，弗雷明翰（framingham）研究使用生命质量调整人年作为效果的测量。研究发现：初始血压水平高的患者，则成本效果比值较好；女性随着年龄的增长，治疗成本效果值增高，男性则相反。由此提出应根据不同性别、不同年龄组制订治疗方案，使其更符合成本效果分析。但现今对此结论存在较多质疑。因此，决定哪种方案是优选方案，单单成本效果数据是不够的，需同时结合临床评价的可靠性。

2. 老年心血管病的社会经济学特征

（1）该病涉及的人群范围广，其对社会经济必然产生不可忽视的影响。综合《中国居民营养与慢性病状况报告（2015）》及《中国心血管病报告（2014）》数据估算，全国有心血管病患者 2.9 亿，其中高血压患者 2.7 亿，脑卒中患者至少700 万。中国人群死因前 3 位疾病依次为脑卒中、缺血性心脏病和慢性阻塞性肺疾病，脑卒中和缺血性心脏病死亡人数占到全部心脑血管疾病死亡人数的90％。以冠心病心肌梗死为例，根据《2016 年中国卫生和计划生育统计年鉴》，2015 年中国城市居民冠心病死亡率为 110.67/10 万，农村居民冠心病死亡率为110.91/10 万，与 2014 年（110.5/10 万、105.37/10 万）相比略上升；农村地区冠心病死亡率略高于城市地区，男性高于女性。尽管药物及介入治疗不断进步，但 AMI 死亡率呈快速上升趋势，农村地区 AMI 死亡率不仅于 2007 年、2009年、2011 年数次超过城市地区，而且于 2012 年开始农村地区 AMI 死亡率明显升高，大幅超过城市平均水平，心血管疾病通过对劳动力的影响带来的国民经济生产的损害巨大。

（2）由于老年人群心血管疾病的病因复杂性，造成了人群防治心血管疾病的困难性、艰巨性和持久性。其对多数患者带来的经济负担也将是长期的、沉重的。周尚成等对云南省石林县脑卒中经济负担的研究指出，脑卒中患者疾病总经济负担为 421398.14 元，直接经济负担为 387315 元，间接经济负担为34083.14 元，脑卒中给患者家庭带来了巨大的经济负担。翟屹等对 2003 年中国 35～74 岁人群高血压、冠心病和脑卒中的经济负担进行研究，得出直接经济负担分别为 201.50 亿、157.90 亿和 242.97 亿元，由高血压导致的冠心病和脑卒中的直接经济负担达 190.84 亿元,占这两种疾病直接疾病负担的 47.61％。胡善联等对中国急性心肌梗死的疾病经济负担研究显示:25 岁以上人群因急性心肌梗死而损失的伤残调整生命年(disability adjusted life year,DALY)在 2000 年为 3.57DALY/千人口,急性心肌梗死的疾病经济负担为 13～19 亿元,这其中大部分为 60 岁以上的老年人群。

(三)老年心血管疾病诊断措施的特殊性

年龄的增长会导致机体的结构和功能发生一系列变化,因此老年人心血管疾病的表现、病因与进展都与年轻人有所差别。老年人群心血管疾病的症状特点是:由于起病隐匿,心力衰竭症状、心绞痛等症状不典型,导致疾病不能及时诊断,需要有人陪护、定期体检;由于体力活动受限,对一些心血管检查的耐受性降低,比如不能完成心电图运动平板试验,冠脉造影容易导致肾功能受损等;由于智力减退,对高血压、冠心病、心力衰竭等疾病的知晓率、治疗率和控制率低,对诊断手段不能充分接受;由于经济条件的限制,对一些昂贵的心血管检查,例如心脏正电子发射计算机断层显像(PET-CT)等检查不能负担。因此,老年人因其活动受限,便捷快速的诊断手段和可以随访的检查方法应该优先考虑。

1.临床表现不典型,起病隐匿,病情多变

老年患者机体敏感性差,临床症状多不典型,给诊断造成困难。由于常常合并多种疾病,病程较长,病情易反复,短期内容易出现较大波动。老年人神经中枢压力感受器敏感性下降,其血压易于在一天之内出现波动,主要是收缩压易波动,有血压忽高忽低的特点;外周血管及动脉僵硬度增加,血管弹性及回缩能力下降,因此很多老年人表现为高压增高,即出现脉压增大的现象,同时常有运动后头晕及心前区疼痛,给高血压诊断造成困难。在冠心病方面,老年人因合并症多、疼痛敏感性降低、体质弱、脏器功能减退等因素,常表现为无症状心肌缺血;或表现为不典型症状,比如气促、乏力、精神症状、头晕甚至晕厥等;临床上心律失常和非 Q 波心肌梗死检出率高,易并发泵衰竭。有报道显示,80 岁以上老年人冠心病漏诊率和误诊率高达 65％。老年房颤患者临床症状可表现为心悸、乏力、运动耐力下降、头晕等,房颤快室率可表现为心绞痛、心力衰竭、低血压等症状。仍有相当部分患者表现为隐匿性房颤或称为“无症状房颤”,直至因为心力衰竭发现或在常规体检中意外发现。老年人心衰症状通常不典型,无论是收缩功能不全还是舒张功能不全,最主要的症状是活动耐力下降。尽管呼吸困难和虚弱也是极为常见的临床表现,但是疲劳和乏力可以是其他多种慢性疾病的伴随症状,所以容易造成漏诊或误诊。

2.诊断措施应根据老年人群的生理特点选择

老年人群心血管系统的解剖及生理特点为:心脏左心室肥大、左心房扩大,心肌顺应性差,心脏舒张功能减低;动脉壁增厚、弹性差,动脉硬化随年龄增加而加剧,收缩压升高、舒张压低,动脉血栓事件增加;运动能力差。

(1)合理选择检查手段。老年心血管系统的检查并无特殊,常用检查很多,包括心电图、动态心电图、心脏超声、冠脉电子计算机断层扫描(CT)造影、冠状动脉造影、心脏磁共振成像(magnetic resonance imaging,MRI)、心脏同位素检查等,可根据病史及体格检查大致判断并予合理选择。比如,鉴于老年人高血压波动的特点,建议在高血压诊断和评估中首选动态血压监测。对于老年人,普通心电图无论是对阳性还是阴性结果都应审慎判读,因为合并症多且多为多支血管病变,可能造成心电图变化各异。24 小时动态心电图或远程事件记录仪可能有助于提高心肌缺血或缺血相关的心律失常的检出率,对疑诊冠心病的老年患者可以常规应用。老年人群,尤其是 80 岁以上高龄老人因为体弱、肌肉力量不足或心肺功能不全等原因,行运动负荷试验困难较大且存在一定风险。确有行负荷试验的必要性时,建议行药物负荷试验,比如腺苷负荷心肌核素、多巴酚丁胺负荷超声心动图等,检查过程中应密切监测患者的症状、体征以及心电图等变化。冠脉非创伤性血管成像技术(CTA)是一项较好的无创性检查方法,但是由于老年人常普遍存在严重的冠脉钙化,钙化积分大于 100 分以上的严重钙化阶段可导致冠脉 CTA 诊断的特异性和阳性预测价值下降;同时由于高龄老人可能存在心室率控制不佳、吸气呼气及屏气功能较弱,从而导致图像质量不能满足诊断要求。高龄老年人肾功能减退也是限制冠脉 CTA 检查的一个重要因素,应根据患者具体情况考虑是否需要调整对比剂用量和水化。心脏磁共振成像可以帮助发现心肌梗死后心肌纤维化和微循环障碍,但是目前不作为常规检查手段。冠状动脉造影目前仍是稳定性冠心病诊断的"金标准"。尽管高龄可能增加冠状动脉造影风险,然而即使年龄大于 75 岁的患者有生命危险的风险仍然小于 0.2%,其他严重恶性事件的风险小于 0.5%。法国一项队列研究入选了 522 例 80 岁以上诊断为冠心痛的患者,其中 97 例稳定性心绞痛。这一队列研究结果显示,对于单纯接受冠状动脉造影的患者,未出现局部或全身并发症,表明冠状动脉造影在高龄人群仍较为安全,但仍需要兼顾患者的年龄、预期寿命、肾功能以及合并用药等情况。心脏超声技术可以无创且直观地显示心脏的结构和功能状态,进而成为目前诊断评估心血管病的重要手段。对于活动不便的老年人,床旁心脏超声及掌上心脏超声的应用进一步扩展了超声技术的使用范围。张璐等选择了 200 例老年心血管病患者,对掌上超声及常规心脏超声进行了比较,证实了掌上超声的有效性。

(2)建立老年人社区健康档案。由于老年人症状不典型且合并症多,易造成临床漏诊或误诊。一项研究显示,80 岁以上人群冠心病误诊率高达 65.2%,

陈旧性心肌梗死误诊率达 62.1%，急性心肌梗死误诊率达 37.5%。因此，建立老年人群社区健康档案至关重要。健康档案记录个体从出生到死亡的所有生命体征的变化以及与健康相关的一切行为与事件。通过以健康检查为基础，比较一段时间的检查资料和数据，可以掌握个体健康状况变化、疾病发展趋势、治疗效果等，有利于社区内特殊人群的健康教育、科学护理、预防保健以及康复指导。

（3）合理解释检查指标。例如急性冠脉综合征，肌钙蛋白（cTn）在诊断过程中具有决定性作用，但是老年人因合并症较多，可能因心肌损伤存在假阳性，仍需结合临床综合判读。老年人由于肾小球滤过功能的下降，一些炎症指标的参考范围也要做出相应调整，以氨基末端脑钠尿肽（NT-proBNP）为例，年龄和肾功能都会影响到它的正常范围。

（四）老年心血管疾病治疗措施的特殊性

对于老年人心血管病需坚持预防第一、防治结合、康复辅助的原则。它是一项系统工程，一项涉及全社会的长期的使命，应将常见老年心血管疾病防治纳入政府卫生服务政策中，给予人力、物力和财力的全方位保障。在资源分配、服务体系的运作及人事制度上为常见老年心血管疾病提供政策层面的支持，一方面需要社会和政府以及医疗结构结合家庭养老、社区养老、机构养老的特点，通过信息化整合患者资源、医疗资源；另一方面又需要营养师、护师、心理咨询师、心血管专科医生、全科医生和康复师、临床药师等组成的多学科队伍以专业化指导老年人心血管疾病的防治。2011 年中国高血压病指南指出政策面支持应包括：在经费开支方面支持适合当地高血压流行状况及经济条件的检出和管理方案以及药物治疗的优惠政策等；支持对所服务范围的社区医生提供定期培训；对复杂或难治的高血压患者做好双向转诊；将高血压的防治质量及效果作为基层医疗卫生服务中心业绩考核的主要评估指标。高血压防控主体应该是社区，需要建立健康档案，对高危人群、高血压病患者进行重点长期防控，建立规范化管理模式，利用区域联合体创建有效的双向转诊机制，并接受卫生主管部门的考核。

鉴于老年心血管疾病的流行病学特征、老年心血管生理变化及老年心血管疾病特点，未来针对老年心血管疾病的防治重点可能包括以下几点：治疗需要兼顾多种疾病，用药品种多；多器官功能受损，特别是肝肾功能减退、用药潜在不良反应风险大，应密切监测药物不良反应；生理功能有别于普通人群，治疗目标应该具有老年特点，例如老年人动脉硬化程度严重，为保障主要器官血流灌注，降血压目标不同于一般人群，收缩压 150 mmHg 是合适的，降血压也不能过快；老年人群记忆力差，治疗方案应该简单，否则患者不能长期坚持，影响疗效；

老年人群全身情况差,手术等创伤性治疗要慎重考虑,否则会导致患者恢复慢、并发其他问题而死亡。

临床发现,老年心血管病具有长期性、反复性的特点,许多易发因素与日常生活方式密切相关,例如精神过度紧张、情绪激动、疲劳、寒冷刺激、感染、饮食不当等。因此,针对老年心血管病应当采取综合的预防与治疗措施,全面评估和综合治疗疾病。老年人治疗过程中需要特别注意的还有以下几点:

(1)护理与心理指导。老年患者因心理状况差异性较大,往往存在易焦虑、反应迟钝、固执、自我否定等情绪,需要充分研究实际精神状态和自我主动治疗意识水平,完善患者的自我情绪控制能力,尽可能地缓解患者的不良情绪,使其主动配合治疗,接受现实,从而改善老年患者的护理情绪,加强有效护理。对于较为复杂的病情,需要根据患者实际情况,采取合理的多次住院治疗,合理选择药物,确定治疗标准,并通过早期有效的康复护理以改善患者的临床疗效。

(2)安全、合理用药。老年人由于多脏器功能减退,尤其是肝肾功能的衰退,影响到对药物的吸收、代谢与排泄,对药物敏感性增强,用药时容易产生不良反应,所以需要关注安全、合理的用药指导。在用药时需关注药物的半衰期、代谢率与不良反应,并根据患者经济情况选择合适的药物和简单易记忆的方案,以减轻患者经济负担,增加依从性。对心血管病的治疗措施需综合评估老年患者的其他合并症,不求根治,重在改善生活质量,做到用药治疗的个体化。

(3)饮食起居指导。饮食受生理及心理的影响。老年患者由于消化吸收代谢速率降低,平日应以清淡、易消化、低脂、低盐、低胆固醇饮食为宜,少量多餐。多进食些瓜果蔬菜和优质蛋白。鼓励患者戒烟戒酒或控制酒量。少吃刺激性的食物。平时养成良好的休息与睡眠习惯,消除疲劳,促进机体健康。

(4)运动指导。适宜运动可以起到健康、保健和预防作用。可以通过运动调整身心,促进全身血液循环,增加心肌供氧,改善大动脉顺应性和微血管痉挛,防治血栓形成,并对老年患者心理状况改善有重要的辅助作用。

二、老年人脑血管疾病

(一)我国老年脑血管疾病负担

对于全球而言,目前脑血管疾病已经成为影响人群健康的主要问题之一。脑卒中是最常见的脑血管疾病,具有发病率高、死亡率高、致残率高、复发率高、疾病负担重等特点。2013 年,全球脑卒中患者总数达 2570 万,新发脑卒中患者 1030 万,因脑卒中死亡者为 650 万。

目前,脑卒中已成为我国首位致残和致死性疾病。2016 年《中国脑卒中防治报告》报道:我国现有脑卒中患者 7000 万人,每年因脑卒中致死达 165 万人,每19秒就有一人死于脑卒中,每年因脑卒中致死者占所有死亡原因的22.45%。40岁以上居民随着年龄增长,脑卒中患病率大幅上升,60～70岁老年人群中脑卒中患病率达3.71%,70岁以上老年人群达8.87%。缺血性脑卒中年复发率高达17.7%。我国脑卒中疾病负担高于全球水平,每年脑卒中造成的经济负担高达400亿元。全球疾病负担研究项目表明,我国脑卒中伤残调整生命年损失处于较高水平,为(881～1040)/10万。随着生活方式的改变,脑卒中年轻化趋势特别明显,首次发病年龄以60～64岁年龄段比例最高,50～54岁和65～69岁次之;以65岁为界,首次发病年龄在65岁以下的人群占6.0%以上,40～64岁劳动力人群中脑卒中患者所占的比例逐年升高,由2011年度的47.52%上升到2014年度的52.65%。由此可见,劳动力人群是脑卒中发病的主要人群。脑卒中后认知功能障碍发生率高,国内一个基于社区的横向研究发现,脑卒中后认知功能障碍的整体流行率为80.97%,老年是其主要的危险因素之一。2014年的一个关于我国北方农村地区老年人群脑卒中后认知功能障碍的研究提出,60岁以上老年人群中非痴呆认知功能障碍患病率为23.3%。脑小血管病是另一种常见的与年龄相关的血管疾病,与缓慢累积的组织损伤有关,是最为常见的隐匿性脑血管病,我国王拥军教授曾以"雾里看花"喻之。国内相关流行病学的研究数据比较欠缺,但该病在老年人群中很常见,多数患者在发病早期可以不表现出任何明显的临床症状,量变导致质变,最终导致老年人功能丧失和认知能力下降等。总而言之,大多数脑血管疾病与年龄密切相关,包括脑卒中、脑小血管病、脑卒中后认知功能障碍以及脑卒中后情感障碍等。这些疾病随着年龄增长而增多,使老年人群的生活质量明显降低,同时也给家庭及社会带来了巨大负担。目前我国已进入了老龄化社会,上述的脑血管疾病需要被高度重视。

(二)老年脑血管疾病所面临的科学问题

为了改善老年人群的生命质量,同时也为了减轻疾病带来的巨大负担,实施有效的防治方法很关键。疾病的"防"和"治"都很重要。我国目前"防"与"治"两方面是不相称的,人们欠缺"防"的意识,没有从长远的影响去注重当下的危险因素的控制,这也进一步导致老年脑血管病的"治"的棘手,通常发生急性脑卒中事件以后由于多系统的严重问题容易出现病情进展,容易短期内复发。所以,及早有效预防是十分必要的。

脑血管病一级预防包括危险因素控制、头颈部动脉粥样硬化性疾病的干预、预防血栓形成和血栓栓塞性脑卒中的抗栓治疗等。危险因素包括不可控因素(如家族史、年龄)和可控因素(高血压、血脂异常、糖尿病、吸烟、房颤、缺乏运动、体重超重、短暂性脑缺血发作),高血压是最主要的危险因素。其中,老年脑血管病相关的主要危险因素包括高血压、血脂异常、糖尿病、吸烟、房颤、缺乏运动、体重超重、短暂性脑缺血发作。我国拥有庞大的脑卒中高危人群。最新的调查结果显示,我国现有患者高血压 2.66 亿、糖尿病 9200 万、血脂异常 2.5 亿、吸烟 3.5 亿、心房颤动 770 万以及短暂性脑缺血发作 2390 万。由此可见,脑血管病预防需要多学科共同努力,在加大社区科普宣传力度的同时,也需要其他兄弟科室在医疗工作中的帮助,因为在脑卒中事件发生之前,很多病患已经反复至内分泌科、心血管科、呼吸科等不同科室就诊。

2009 年,脑卒中防治工程在全国启动。该工程秉承"关口前移、重心下沉,提高素养、宣教先行,学科合作、规范诊治,高危筛查、目标干预"的防控策略,相继在各省市区卫生行政管理部门建立了防控工作领导小组,积极推动建立以基地医院为防治技术中心的脑卒中防治网络体系。近年来,在上海社区,人群对脑卒中救治的认识明显提高,很多的高危人群主动至医院的脑卒中筛查门诊进行咨询。脑卒中防治体系工程的长远获益是可观的。一个体系的建立、完善以及延续需要大量劳动和时间的付出,我们需要多级医疗系统的共同协作和努力,不断优化该工程项目,造福百姓。

（三）解决老年脑血管障碍的新技术和新方法

（1）检测的新技术。实用的技术和方法可以帮助我们快速及时识别需要被积极干预的因素。近年来,在脑血管疾病方面,出现了很多可靠的新技术。在头颈部动脉粥样硬化性疾病的检测方面,一些新型的无创检测方法被开展和推广,可以很敏感地发现易损斑块。主要包括超微血管成像技术和高分辨率核磁共振成像技术。近几年,头部 CT 中一些可预测血肿增大的影像学标志物被发现,包括 CTA"点样征"、CT 混杂密度征和黑洞征。脑小血管病的诊断主要依靠临床表现结合特异的影像学标志物,目前 3T 场强核磁共振成像已在其临床诊断中得到广泛运用,但对穿支动脉病变的敏感性不高。研究者发现,7T 场强核磁共振成像在诊断穿支动脉病变方面,如新发的腔隙性梗死、脑白质高信号、微出血更有优势。

（2）治疗的新方法。在疾病的治疗方面,医疗工作人员总是要权衡有效性、不良反应、经济条件等多方面因素,希望给到患者的是最优的选择。近年来,很多临床科研工作人员找到了一些新方法。针对 4.5 小时内的急性缺血性脑卒中,静脉溶栓是血管再通的首选方法;6 小时之内(后循环脑卒中时间窗扩大至24 小时)可选择动脉内治疗。在缺血性脑卒中的二级预防方面,突出了不同病因和个体差异的针对性治疗,指南上关于给予何种用药、是否给予联合用药和联合用药的时间长短有详细指导,非瓣膜性心源性脑卒中患者多了新型抗凝药物的选择。出血量大的老年脑出血患者可以尝试微创手术联合置管吸引手术的治疗方法,与常规开颅手术方式比较而言,不仅可有效提高患者术后生活质量,而且还能明显改善患者的神经功能。增加认知储备或许可以延缓脑小血管病患者的认知障碍症状的出现和加重。目前,关于脑卒中后认知功能障碍的治疗效果是有限的,需要进一步探索新的方法。

关于老年相关的缺血性脑血管病,如果能做好"防"和"治"两手抓(及早控制危险因素,在急性期早诊断、早治疗,规范的二级预防用药),那么减少脑卒中的发生和复发是有可能的。

第二节　老年神经、精神障碍

一、帕金森病和帕金森综合征

(一)帕金森病

1.帕金森病的社会和个人负担

帕金森病(Parkinson's disease,PD)是一种常见于老年人群的中枢神经退行性疾病。1817 年,英国医生詹姆斯·帕金森(James Parkinson)将它确定为一种独立的疾病。2017 年是该病确立 200 周年。200 多年来,人们对帕金森病的研究始终没有间歇,现阶段对疾病的认识比 200 年前跨进一大步,然而 PD 仍然是最常见的神经变性疾病之一,造成极大的家庭和社会负担。

帕金森病好发于 50 岁以上的人群,40 岁以下发病也不罕见,占 5%～10%。中国的流行病学调查显示,该病 65 岁以上人群的患病率为 1.7%,2005年中国患病人数约 200 万。多尔西(Dorsey)报道,2005 年美国帕金森病患者数量为 34 万,预计 2030 年可达 61 万;预计到 2030 年中国患病人数将翻番,达到500 万,占全球患该病者一半以上。不同年龄段年新增病例不同,从 3.26/10 万(40～49 岁)至 103.48/10 万(80 岁以上人群)。男性发生率明显高于女性。帕金森病明显增加死亡风险,是正常人群的 1.75 倍。PD 中位数存活时间约 15.8年,影响帕金森患者寿命的主要因素包括诊断时高龄、男性、疾病严重度、动作迟缓严重和认知损害。

帕金森病的负担主要是药物治疗费用、住院治疗费用和劳动力丧失导致收入减少。疾病至中晚期后,由于需要陪护照料,特别是患者出现精神症状和痴呆后,疾病负担显著增加。帕金森痴呆的比例接近 30%,不同流行病学调查采用标准不同,导致结果有很大差异。悉尼的研究显示,随访 15 年,48%的帕金森病发展为痴呆；随访 20 年，83％发展为痴呆。

2.帕金森病所面临的科学问题

对于神经变性疾病的最佳治疗策略是神经保护或者神经调节治疗，迄今没有治疗达到该目标，主要原因是病因和病理生理机制尚未阐明。α-突触核蛋白异常折叠和沉积是目前最得到认可的 PD 病因机制，但是一些患者脑内没有 α-突触核蛋白异常沉积；还有些病理研究发现了 α-突触核蛋白沉积，但临床缺乏帕金森病的症状，这些矛盾的结果都是亟待解决的问题。

帕金森病是遗传和环境共同作用的结果，双生子和流行病学研究支持这样的认识，但是如何相互作用并不清楚。某些基因突变一定致病，如 α-突触核蛋白的 A53T 突变；有些只是微效基因。有些患者携带不止一个易感基因，突变基因之间的相互作用如何依然有待阐明。

帕金森病在命名之初可以说是罕见病，随着社会经济发展、生活习惯改变和人群预期寿命的提高，罹患该病的患者数量不断攀升，我们正面临巨大的挑战。神经变性疾病的早期诊断是首先面对的难题，虽然非运动的前驱症状（如心境恶劣、便秘、嗅觉减退和快速眼动期睡眠行为障碍）提示神经变性可能存在，但帕金森病仍然是以运动迟缓作为核心表征，老年人自然的运动衰退给早期识别设置了天然屏障。目前推荐的方法是当察觉出现上述几项表现时，应该及时就医，进一步判断是否存在帕金森病。老年人中常见轻度的动作迟缓，如果同时合并嗅觉减退和（或）快速眼动期睡眠行为障碍，通过黑质超声检查能够增加早期发现帕金森病的机会。高分辨的核磁共振也可以显示黑质小体，辅助诊断帕金森病。即使这样，我们仍然无法达到在神经变性初始阶段识别。该病的临床诊断准确率也堪忧，根据最新的临床诊断标准，临床诊断 PD 与医生临床经验有很大关系。另外，临床诊断与病理不符的情况亦很普遍。如何提高早期诊断率和诊断正确率是临床面对的两大难题。

一旦诊断确定后，疾病程度的度量和治疗评估、随访是重要的治疗因子。目前依赖的是量表，但量表的缺陷是主观以及不敏感。更加客观、有特征性和敏感的生物标志物是临床和科研需要的。生物标志物的易得性也是需要关注的，脑脊液的生化指标，如 α-突触核蛋白含量下降，磷酸化 α-突触核蛋白含量增加是客观且特征性的。然而脑脊液获取不易，随访更加困难，使得从血液、尿液、唾液甚至毛发中获得生物标志物变得很重要。

在现阶段可使用的治疗中，不同表型的最适治疗，如何在超过 20 年病程的不同疾病阶段选择合适的治疗，涉及个体医疗范畴，更深层次是对个体以及疾病的精准认识。

3.帕金森病诊疗的新技术和新方法

目前,治疗帕金森病的常用药物种类包括左旋多巴制剂、受体激动剂、儿茶酚氧位甲基转移酶(COMT)抑制剂和单胺氧化酶抑制剂。经验丰富的专科临床医生会结合各种因素为患者确定一个适合的"个体化治疗"方案。已经确定的治疗方案不是一成不变的,需要根据患者病情变化进行调整。帕金森病是慢性疾病,需每3~6个月在专科门诊随访评估,根据症状变化调整用药。借助移动医疗的发展,慢性病的管理能够通过手机下载应用程序(app),通过将患者的运动情况、用药和治疗反应上传,使得医生可以实时了解自己患者的状况,及时调整治疗。帕金森病是慢病管理的良好模板,有效治疗、疗效的变化可以通过人工智能(artificial intelligence,AI)技术捕获和识别。随着人工智能的进一步发展,这种实时在线的医疗管理模式可以更精准,并且向其他慢性病扩展。

长期多巴类药物治疗和疾病进展会导致一段时间治疗后出现运动和非运动并发症,包括"开关"和异动现象。如何敏锐地识别运动和非运动并发症是另一项工作。医用传感器,包括苹果手表(iWatch)、智能手机和电子手环正逐渐替代各种问卷和量表,帮助医生调整药物处方和剂量。

左旋多巴的单药治疗是最经济和有效的方法,传统的左旋多巴或多巴脱羧酶抑制剂主要为标准片,因为药物半衰期短以及胃肠功能障碍导致血药浓度波动大,最大的缺陷是容易导致治疗并发症。目前的新药开发包括缓释制剂、混合制剂、舌下含片、喷雾剂、左旋多巴和卡比多巴肠凝胶以及皮下注射剂。最早在欧洲上市的左旋多巴和卡比多巴肠凝胶经双盲研究显示,可明显减少PD患者关期,并使开期延长,不明显增加异动。左旋多巴喷雾剂(CVT-301)经肺吸收,避免口服导致的胃肠吸收不稳定,而且起效迅速,10分钟即可发挥作用。左旋多巴和卡比多巴皮下注射剂(ND0612)的Ⅰ期临床试验证明药代动力学稳定,明显优于标准片。

非口服治疗主要指脑深部电刺激(deep brain stimulation,DBS)。DBS是将刺激电极在MRI和电生理记录精确定位下,通过立体定向手术准确植入特定治疗靶点。电极的外接脉冲发生器按照预设程序控制发送固定可变频率的方波改善运动症状。目前治疗帕金森病的脑内靶点包括丘脑底核(subthalamic nucleus,STN)、内侧苍白球(globus pallidus internal,GPI)、丘脑腹中间核(ventral intermediate nucleus of the thalamus,VIM)和脚桥核(pedunculopontinenucleus,PPN)。目前临床最多选择STN和GPI作为治疗靶点。药物治疗联合脑深部电刺激能够极大改善患者生活质量,重新回归社会。

目前,针对帕金森病病理性沉积成分α-突触核蛋白正开发主动和被动免疫治疗。疫苗PD01A、PD03A和单克隆抗体已经完成早期临床研究,显示具有良好的安全性,正招募患者开展后续临床研究。另一个针对 α-突触核蛋白的策略是防止其异常聚集,开发的 2 个调节剂(ANLE138B 和 NPT200-11)正准备开展临床安全性研究。

康复治疗能缓解 PD 的运动及非运动症状,还能提高患者的生活质量。帕金森病的康复治疗应以患者为中心,康复内容包括物理治疗、作业治疗、言语治疗、吞咽训练、心理治疗以及康复护理等。现代康复还包括传统中医理念、技术和无创性神经调控等。康复治疗的目标是帮助患者控制身体姿态,提升躯体控制力,保持身体平衡,提高稳定性,改善步态和灵活性,改善肌肉强直和提高核心肌群的肌力。康复治疗中的一个重要内容是步态训练。帕金森病摔倒的一个重要原因是出现冻结步态(freezing of gait,FOG),特点是起步和转身困难,表现为小碎步。有时候脚像粘在地上,双下肢快速交替屈伸,但是没有发生位移。轻症患者,一旦起步,行走基本如常。部分患者冻结步态与药效消失有关,一些与药物无关,还有部分服用左旋多巴后诱发冻结。在训练步行中加入视觉或听觉的外界暗示刺激(如增强现实或者虚拟现实)可以使行动更加协调。经颅磁刺激和经颅电刺激能够通过皮层刺激调定皮层-丘脑-基底节环路,达到改善运动的目标。

(二)帕金森综合征

一些疾病的临床表现与帕金森病相近,包括不典型帕金森综合征和继发性帕金森综合征,在临床实践中需要注意鉴别。需要与帕金森病相鉴别的常见疾病包括特发性震颤、血管性帕金森综合征、进行性核上性麻痹、多系统萎缩、皮质基底节变性、正常压力脑积水和药源性帕金森综合征等。

帕金森综合征面对早期诊断困难、治疗效果差的困境,目前缺乏有效解决手段。帕金森综合征中发生率较高的是多系统萎缩(multiple system atrophy,MSA)和进行性核上性麻痹。MSA 是一组 30 岁以后发病的神经变性疾病,临床表现为自主神经系统功能紊乱合并小脑共济失调和(或)帕金森症状。按照上述三组症状出现的先后和不同组合,MSA 可分类为多系统萎缩小脑型(MSA-C)、多系统萎缩-帕金森症型(MSA-P)和混合型。MSA-C 的平均发病年龄为 58.4 岁,MSA-P 的平均发病年龄为 62.3 岁。MSA 从发病到死亡的平均时间为 7.51～9.8 年,MSA-C 的进展似乎更快。诊断时即存在严重自主神经症状的患者存活时间更短(从入组至死亡的平均时间是 1.8 年)。

多系统萎缩进展迅速,早期与帕金森病或者小脑共济失调差别不明显,容易被误诊,等意识到自主神经损害突出时,症状已很严重,加之疾病进展快,很短时间内便会丧失生活自理能力。因此,寻找有价值的早期生物标志物尤为重要。但现有的研究,包括脑脊液 α-突触核蛋白的指标,各研究未显示 MSA 与

PD 有显著差异。如果结合 DJ-1 和 tau 基因,能够提高检出率。分子影像检查(PET)通过分析疾病特征性代谢特征(disease-related metabolic covariance patterns)有助于早期判断疾病性质。

多系统萎缩的治疗主要为对症处理,改善体位性低血压和排尿症状,治疗小脑共济失调症状和抗帕金森治疗。新的疗法正在涌现,包括针对 α-突触核蛋白的免疫治疗和小胶质细胞的抑制疗法。α-突触核蛋白主动免疫制剂 PD01A 和 PD03A 已完成Ⅰ期临床研究,正在开展Ⅱ期研究。小胶质细胞激活被认为与 MSA 致病机制相关,抑制剂 AZD3241yi 已完成Ⅱ期临床研究(结果尚未公布)。

进行性核上性麻痹(progressive supranuclear palsy,PSP)是一种 40 岁以后发病的 tau 蛋白沉积病,发病平均年龄为 65 岁,70 岁后多见。PSP 表型多样,平衡减退和反复跌倒是 PSP 最常见的首发症状,发病一年内已经出现摔倒,患者反复就医往往直至更多症状相继出现才被怀疑该诊断。从发病到诊断差不多 3 年,进展较快,诊断后存活期也仅约 3 年。PSP 病理特征包括神经纤维缠结和簇状星形胶质细胞,主要分布在黑质、红核、丘脑底核、苍白球、中脑、网状结构、兰斑和丘脑。

PSP 隐匿起病,疾病持续缓慢进展。经典的 PSP[理查森(Richardson)型]仅占 1/3,患病率在不同文献中差异较大,从 1.3/10 万到 4.9/10 万,年发病率从 0.3/10 万到 1.1/10 万,50 岁以上人群年发病率增至 5.3/10 万。

影像学是临床少数的支持证据之一,PSP 患者 MRI 可表现为不同程度的中脑萎缩、中脑导水管扩大,脑桥和小脑萎缩不明显,中脑与脑桥直径比值(小于 0.52)明显小于多系统萎缩(大于 2/3)和帕金森病(2/3)。同样由于 MSA 是脑桥和小脑中脚萎缩,而 PSP 是中脑和小脑上脚萎缩,因此计算(脑桥面积/中脑面积)×(小脑中脚直径/小脑上脚直径)获得的值,在帕金森病和不典型帕金森综合征中,PSP 患者最大。

PSP 无有效治疗方法,左旋多巴制剂仅轻度改善约 1/3 的患者,对症处理是临床主要采取的策略。目前有临床应用前景的药物是 tau 蛋白的单克隆抗体、微管稳定剂和激酶抑制剂。

二、老年睡眠障碍

老年人睡眠总时间、深睡眠时间和快速动眼期睡眠有不同程度的减少,并存在入睡困难、节段性睡眠、早醒、睡眠浅、深睡眠少、睡眠质量差的特征。如果情节严重且长期存在,可能导致或加重心脑血管疾病、神经心理疾病和神经变性疾病。

（一）老年睡眠障碍的社会和个人负担

老人睡眠障碍的发生率为 49％～60％，其中失眠是最常见的，原因多种多样。其他睡眠障碍包括睡眠呼吸障碍、异态睡眠（如快速动眼睡眠期行为障碍）、昼夜节律紊乱、睡眠相关运动障碍（如不宁腿综合征和周期性肢动）等。

老年人的失眠发生率较高，夜间的失眠使得老人白天睡眠时间增多，加剧夜间入睡困难，同时减少了白天活动时间，社会接触相应减少，导致社会心理和认知能力下降。老人为了改善夜间失眠服用苯二氮䓬类药物，可增加摔倒风险。一些慢性疾病会导致和加重失眠。我国一项荟萃分析显示，高于 43.7 岁人群中失眠比例约为 11.6％，男女差别不大。

睡眠呼吸暂停低通气综合征（sleep apnea hypopnea syndrome，SAHS）在 65 岁以上老年人出现响鼾、呼吸停顿和白天多度嗜睡的比例分别为 28.1％、12.9％和 11.6％，最大危害是呼吸暂停和睡眠低通气。男性和吸烟者比例明显高于女性和不吸烟者。SAHS 是高血压、动脉粥样硬化、冠心病、心律失常、缺血性脑卒中和 2 型糖尿病的独立危险因素，而且与老人两个或两个以上慢性病密切相关。异态睡眠，特别是快速动眼睡眠期行为障碍（rapid eye movement behavior disorders，RBD）在 α-突触核蛋白病常见，是 PD、MSA、弥漫性路易体（diffused Lewy body，DLB）痴呆的高危因素，强烈指向神经退行性变。

（二）睡眠障碍的新技术和新方法

最近的研究显示，光照可明显调节 PD 患者的睡眠-觉醒节律，改善睡眠质量。借助新技术的各种睡眠疗法正逐渐兴起，包括枕头与音响结合的音乐疗法，记录睡眠时相的手环、头环，都有助于改善睡眠。

第三节　老年代谢障碍

一、老年代谢疾病负担

进入 21 世纪以来，慢性非传染性疾病已成为世界范围内疾病负担与死亡的主要原因。根据 2012 年《中国卫生年鉴》，我国 60 岁及以上居民的主要死亡原因前 5 位中，有 4 项（恶性肿瘤、循环系统疾病、呼吸系统疾病、内分泌营养和代谢疾病）属于慢性非传染性疾病，而这 4 项疾病的死亡率占所有疾病死亡率的 80％以上。

作为流行范围极其广泛、患病率增长迅猛的一类慢性非传染性疾病，代谢性疾病造成的公共卫生问题日益严峻。我国正经历着城镇化、工业化的快速转型，人们的生活方式经历着巨大转变，随之而来，糖尿病和相关代谢紊乱，如肥胖、高血压、高血脂及其所导致的心脑血管疾病等问题日益突出，已成为影响我国居民健康的严重问题和社会经济发展所面临的严峻挑战。以常见老年慢性病——糖尿病为例，在 1980 年，我国的糖尿病患病率尚不足 1％，到 2007 年已增加到 9.7％，而在 2010 年该数据已达到 11.6％。

根据上海交通大学医学院附属瑞金医院内分泌代谢病学科的研究结果，2010 年，全国 60 岁及以上的居民糖尿病患病率已超过 20％。

随着我国老龄化程度的加速，糖尿病、高血压、冠心病、脑卒中、恶性肿瘤等慢性疾病发病率和患病率呈快速上升趋势，其高致残率和高死亡率给个人、家庭和社会带来了沉重负担。以糖尿病为例，2010 年我国糖尿病患者人数达 1.14 亿；所有糖尿病患者中，仅 30％既往获得诊断。高达 70％的糖尿病患者并不知晓自身的疾病状态，为我国糖尿病的防控工作带来了严峻挑战。慢性疾病的罹患人群多为中老年人群，尤以老年人群为重。发展和实施具有我国特色的医老科学体系极为必要。

各国专家都在群策群力地积极探索有效抵御慢性疾病的策略。1993 年，英国爱丁堡举行的"世界医学教育高峰会议"上提出：专科医生和全科医生应达成一种平衡，分工合作，开展"以疾病为中心"的医疗健康服务。近年来，上海的新医改方案也明确指出，应通过建立区域医疗联合体，从而建立合理的分工协作机制，促进医疗资源合理流动。通过技术支持、人员培训等方式，带动社区卫生健康持续发展，提升基层医疗卫生服务机构的技术水平，以引导常见疾病的诊疗下沉到基层。通过社区家庭医生服务制，逐步实现社区首诊、分级医疗和双向转诊，以全面提升慢病的管理成效。然而多年以来，尽管政府部门多次强调临床资源整合在防治常见老年慢性疾病中的重要性，但实践情况却不尽如人意。

二、老年慢性病所面临的科学问题

当前我国在老年群体中慢病的防治工作不仅要降低发病率，更重要的是通过综合干预，尽可能地早期发现患者，减缓患者病情的进展，减少慢性并发症，减轻伴随的医疗负担。近年来，国内外进行了与这类病防治相关的大型临床试验。随着现代信息技术的发展，以互联网为基础的远程医疗和数字保健为慢性疾病防治工作的个体化和高效率提供了全新契机。在美国、英国等已经启动了多个通过互联网、手机等实施综合干预的小型短期临床研究项目。这些研究证实，依托现代信息技术手段，可以提高慢性病的管理效果，辅助医护人员更好地开展临床治疗，尤其是可以提高临床工作的效率。

通过建立早期防治及适宜技术推广网络的基本信息平台,重点开展常见老年慢性病的综合防治体系、常见老年慢性病医院-社区无缝化管理模式及慢性并发症的筛查研究,可以提高群体常见老年慢性病预警能力,有效地推广常见老年慢性病早期生活方式干预及早期强化治疗;从而针对其中、重度常见老年慢性病患者推广早期干预治疗;通过建立疾病诊断新技术的转化及标准化技术平台,新技术转化及适宜技术推广,可以提升治疗效果,并在此基础上建立常见老年慢性病转化医学中心,优化疑难病诊治临床路径,形成以部分三级医院为主体的常见老年慢性病系统疑难疾病诊治中心、以部分二级医院为示范基地的转化模式,有效地整合三级医院的优质资源进行医疗扶贫,构建城乡一体化的医疗合作模式,促进全国常见老年慢性病整体诊治水平的提高。

三、解决老年慢性病的新技术和新方法

以往国家针对慢性病的基础及临床研究支出虽然巨大,但真正转化应用于慢性病防治的研究成果较少。建立依托于大型队列研究的生物样本库,并在此平台基础上创建基于多维度、多组学、动态监测的新型数据信息库,将有助于发掘老年慢性疾病的风险预测与评估,开发新型治疗模式和靶点,开启慢性疾病医学研究转化新纪元。基于已发现与已证实的危险因素,通过多种数学模型加权集成,精确遴选关键危险因素,创建包含中国老年人群特异遗传位点与环境危险因素在内的精准预警指标体系与预警模型,并完成独立人群的模型验证,进一步建立精准高风险人群,为老年代谢性疾病的早期精准干预提供准确可靠的信息支撑。研究结果将为糖尿病早期精准干预提供切实高效的评价手段,是"综合防控""关口前移"策略实施的关键前提与实现"健康老龄化"的重要科学探索。

第四节　老年运动障碍

一、老年脑卒中后肢体功能障碍

(一)流行病学特征和疾病负担

中国是世界上人口最多的发展中国家。随着人口老龄化,近年心脑血管疾病发病率呈上升趋势,成为严重威胁中国居民健康的重大社会问题。

根据2013年中国脑卒中数据中心的调查显示,我国脑卒中总标化患病率为2.13%,男性高于女性,农村高于城市,北方高于南方。其中,男性标化患病

率为 2.37％，女性标化患病率为 1.88％。从患病的年龄结构来看，脑卒中患者中，40～64 岁的劳动力人群占了近 50％，提示脑卒中发病年轻化趋势较明显。

全球疾病负担研究(global burden of disease，GBD)显示，2013 年在世界范围内，脑卒中已成为全球第二大致死疾病，在中国为第一位的死因，严重威胁人类健康。根据《2014 年中国卫生统计年鉴》，2013 年城市居民脑血管病死亡率为 125.56/10 万，农村脑血管病死亡率为 150.17/10 万。

脑卒中是由多种因素导致的一种疾病。调查研究证实，目前影响脑卒中发病的危险因素包括高血压、糖尿病、血脂异常、心脏病、超重与肥胖、颈动脉重度狭窄、体力活动不足、吸烟、酗酒等。2013 年全国 60 万 40 岁以上人群脑卒中危险因素检出率统计分析显示，吸烟(男性)、血脂异常、高血压处于前三位，高血压是人群脑卒中发生的最重要危险因素之一。随着血压增高，脑卒中发生相对危险增加。

随着早期诊断和急性期治疗取得持续进展，脑卒中患者生存率显著提高。神经内科专家初步估计：致残脑卒中占脑卒中发病人数的 50％～75％，其中有 40％为严重瘫痪，尤其表现为严重肢体运动功能障碍。这些致残脑卒中患者需要进行康复治疗，非致残脑卒中患者仅需要预防性治疗。致残性脑卒中患者的治疗除了预防性用药，还需要理疗康复。预估每次康复理疗费用为 100 元，每周 5 次，1 年为 52 周，保守估计(不包括住院治疗)需 26000 元，由此每年脑卒中造成我国直接和间接经济负担约 400 亿元，是心血管疾病的 10 倍，这对家庭和社会都是灾难性的破坏。

(二)老年脑卒中后肢体功能障碍的诊疗新进展

目前针对脑卒中后遗症的主要治疗方法有神经康复治疗和肢体功能重建。康复治疗的方法包括物理治疗(夹板固定、牵伸运动训练)、作业治疗(运动学习训练、强制运动诱导疗法、机器人协助下的运动作业治疗)和生物反馈治疗等，取得一定恢复、到达平台期后进一步改善的难度很大。肢体功能重建的治疗主要包括畸形矫形、肌支部分切断、肌腱移位、关节融合等手术，但只能解决局部和外形问题，患肢功能仍然较差。选择性脊神经后根切断术(selective posterior rhizotomy，SPR)仅适用于部分肢体痉挛患者，对上肢的效果有限，患肢的力量和功能改善不理想。此外，还有中医方法包括中药、针灸、推拿等，但效果仍然有限。总体上，目前脑卒中后瘫痪肢体的治疗，尤其是恢复上肢随意控制运动的治疗缺乏突破性进展，是临床上亟待解决的问题。

目前针对脑卒中后平台期肢体瘫痪患者治疗的主要神经恢复机制在于开发健存脑[包括病灶所在半球周围区域以及病灶对侧半球(健存半球)]的代偿能力。这一过程取决于 3 个基础条件：健存脑储备的代偿能力，代偿中枢与脊髓运动神经元间的联系建立,外界刺激与健存脑之间的"反馈互动"。而其中外界能给予干预的主要集中在第三点,如何增加外界刺激条件与健存脑之间"良性"的反馈互动成为康复的关键。

复旦大学附属华山医院的徐文东课题组首次提出将健侧颈 7 神经移位技术应用于一侧皮层损伤后瘫痪肢体的功能重建(peripheral nerve rewiring,PNR)。它是通过显微神经外科手术进行健侧颈 7 神经移位(在颈部水平将健侧上肢约 20％的神经纤维与瘫痪上肢连接,使瘫痪上肢的神经投射由损伤半球变为健侧半球),以恢复瘫痪上肢的功能。这一方法突破性地增加了健存大脑和瘫痪肢体的新连接,诱发了中枢代偿,实现了健存大脑半球对瘫痪上肢的控制。该方法手术安全,效果确切,取得了 88％以上的多中心临床试验有效率。对于下肢瘫痪的治疗方法与上肢治疗方法有异曲同工之处,将下肢健侧腰 5 神经运动支的 1/2 切断,与患侧骶神经运动支端吻合,经过 1～2 年的生长和康复治疗,可以明显改善患侧的足下垂,达到行走平衡,提高患者的生活质量。

传统的康复治疗方法之所以效果有限,可能在于先天解剖的限制,即健存大脑与瘫痪肢体之间"桥梁"连接的容量始终未发生质的改变,即使拥有强大的大脑代偿能力和良好的外界刺激手段,也难以最大限度地进行"良性互动"。因此,建立健存大脑和瘫痪肢体之间新的连接,突破解剖瓶颈,既是临床面临的一大挑战,也是中枢损伤后肢体功能重建的关键所在。

二、老年周围神经卡压后运动障碍

(一)流行病学特征和社会负担

老年周围神经卡压是临床常见病、多发病。其主要临床表现是手部麻痛、上肢无力,逐渐出现进行性加重的肌肉萎缩。自 1854 年詹姆斯·派吉特(Sir James Paget)首次报道腕管综合征以来,已有 160 余年历史。诸多学者对其进行深入研究,其中包括威尔夏(Wilshire)报道的胸廓出口综合征(1860 年),国恩(Guon)报道的腕尺管综合征(1861 年),帕纳斯(Panas)报道的肘管综合征(1878 年),瓦滕贝格(Wartenberg)报道的桡神经浅支卡压综合征(1932 年),门斯利(Mendsley)报道的桡管综合征(1972 年),卡尔(Car)报道的后骨间神经终末支卡压征(1985 年)等。在这些疾病中,腕管综合征和肘管综合征是造成老年人运动障碍的常见病。

腕管综合征是最常见的周围神经卡压,据美国骨科医师学会统计,其发病率为每年 1％～3％,患病率为 5％。我国尚无明确统计。该疾病导致劳动力生产效率下降,并增加医疗支出,造成平均每年每人 5 万～10 万元的经济损失。肘管综合征的发病率仅次于腕管综合征,但因它涉及手内在肌的功能,手内在肌一旦受损极难恢复和重建,故其造成手功能丧失的危害性强于腕管综合征,亦带来严重的社会经济负担。

(二)老年周围神经卡压后运动障碍的诊疗新进展

老年周围神经卡压后运动障碍的治疗包括非手术康复治疗和手术治疗两大类。以腕管综合征和肘管综合征这两种常见病为例,非手术治疗包括支具制动、皮质类固醇药物的使用和电刺激理疗等方法;手术治疗包括开放手术和内镜微创手术等。如何规范它们的诊断标准,并相应地运用合理治疗手段是提高疗效、降低冗余医疗成本的关键。

顾玉东院士带领的华山医院手外科团队在此方面做了大量的探索。以腕管综合征为例,提出临床体征和肌电图客观数据相结合的临床分型方法,体现出既往忽视的病程的重要性,直观易用,便于临床统一推广。在术式上,探索各种神经减压方法的利弊,得出切断腕横韧带即可,不做多余处理的最优松解方法,既可取得良好的临床疗效,又减少了并发症和手术时间。

三、老年骨质疏松性骨折后运动障碍

(一)流行病学特征

我国从 1999 年开始进入老龄化阶段,目前是全球老龄人口最多的国家,到 2020 年预计老龄化人口达 1.76 亿,约占全世界老龄人口的 24%。

李宁华对中国 48615 例 50 岁以上男女人群问卷调查结果显示,在国内部分地区 50 岁以上人群骨折调查中,疏松性骨折患病率为 26.6%。其中,男性患病率为 24.6%,女性患病率为 28.5%,脊椎骨折患病率为 13.3%,髋部骨折患病率为 1.9%,前臂骨折患病率为 4.0%。在上述常见骨折中,脊柱骨折发病率最高,而髋部骨折致残、致死率最高,两者的并发症发生率相似。

骨质疏松性椎体压缩性骨折(osteoporotic vertebral compression fractures,OVCF)患者常表现为胸腰背痛、身高短缩、驼背,一般不伴有下肢神经损害表现。美国一项针对 OVCF 的研究表明,临床椎体骨折发病率在白人女性约为 16%,男性约为 5%。欧洲脊柱骨质疏松研究中心调查显示,老年男性脊柱骨折发病率为 4%~17%,女性为 7%~19%。我国的李石伦等人通过大样本研究发现,OVCF 发生率女性大于男性,其中胸腰椎骨折最常见。

髋部骨折主要表现为髋部疼痛、活动受限以及外旋畸形,无法下地活动。迪内希(Dinesh)认为髋部骨折发病率和年龄呈正相关;在挪威,50 岁男性髋关节骨折发生率为 3.99%,女性为 9.2%;85 岁以上髋关节骨折发病率是 50 岁组的 3~4 倍。卡明斯(Cummings)等认为,髋部骨折总体上女性发生率高于男性。刘松等研究发现,老年髋部骨折发生率男女比为 1:1.53,主要原因可能和

女性绝经后激素水平的下降有关。髋部骨折主要分为股骨颈骨折和转子间骨折。在 65 岁以上的髋部骨折中,股骨颈骨折发生率高于转子间骨折。

桡骨远端骨折是指距桡腕关节面 2.5 cm 内的桡骨骨折。骨折常呈粉碎性,累及关节面,易遗留畸形愈合和长期疼痛。桡骨远端骨折整体发病率约占全身骨折的 1/6,美国全年发病人数约 10 万人次。桡骨远端骨折每年依然有近 1% 的患者丧失自理能力,而且近半数患者 6 个月后仅达到一般甚至较差的腕关节功能恢复。

(二)社会负担

据统计,仅 2010 年,欧洲用于治疗骨质疏松症及相关并发症的费用就高达 370 亿欧元。美国每年骨折总治疗费用高达 200 亿美元;髋部骨折在骨折费用排行中占前三位;桡骨远端骨折若按照 50% 手术率计算,则治疗总开支将超过 2.4 亿美元。在我国,髋部骨折造成的运动功能障碍最为严重,骨折后的老年人有近半数在骨折愈合后仍不能独立行走。椎体骨折通过卧床休息,一般急性疼痛会在数周内明显缓解。但长期卧床并发症和后凸畸形、慢性腰背痛会对患者产生长期的负面身心影响。桡骨远端骨折虽使前臂活动受限,功能减退,但很少有患者因桡骨远端骨折而完全丧失腕部功能,预后较好。常见骨质疏松性骨折中,髋关节骨折死亡率最高。相比之下,桡骨远端骨折的死亡率几乎为 0。椎体骨折患者则多死于全身并发症,而非骨折本身。

(三)治疗新进展

治疗骨质疏松症可从日常生活习惯开始,如戒烟、限酒,减少碳酸饮料和咖啡因的摄入,改善饮食(增加牛奶、海产品的摄入),坚持日常适度肌力锻炼及全身平衡性与协调性锻炼,适当户外活动,增加日照,防止跌倒(注意浴室、地面、台阶的行走)等措施。药物治疗主要包括促骨钙形成药物、抑制骨钙吸收药物和促进骨细胞生成药物。

骨质疏松性骨折发生后,为了达到功能复位和早期功能锻炼的目的,在全身条件许可的前提下,还是建议手术干预。

(1)椎体压缩性骨折。经皮椎体成形术(percutaneous vertebro plasty,PVP)和经皮椎体后凸成形术(percutaneous kypho plasty,PKP)引入国内仅 20 年来,由于创伤小,止痛效果迅速、有效,日常生活功能显著恢复,并且能够使患者早期下地活动,避免了因长期卧床导致的一系列并发症,现被越来越多的外科医生和患者所接受。

(2)髋部骨折。股骨转子间骨折手术可分为髓外固定(DHS)和髓内固定(PFNA)两大类。已有文献报道,对于稳定的股骨转子间骨折,髓内、髓外固定均能取得良好的效果。但对于 AO 分型在 2.1 型以上的不稳定股骨转子间骨折,由于骨折后缺乏内侧支撑,或伴有外侧阻挡缺失(A3 型),骨折稳定性极差。髓内固定较髓外固定力臂短,力学稳定性及防旋效果更好。另有研究显示,与 DHS 相比,PFNA 失败率低,手术时间短,出血量少,手术切口小,对软组织的影响小,故可能对治疗骨质疏松性股骨转子间骨折更具优势。

股骨颈骨折后,行髋关节置换术可有效减缓术后疼痛,降低患者的死亡率。手术可选择的方式有人工全髋关节置换术及人工股骨头置换术。对于年龄为 65~75 岁,健康状态良好,预期生存期为 10 年以上的患者,宜行人工全髋关节置换术。该手术术后远期效果好,但相对创伤较大,技术操作更复杂,因此适用于身体健康状况较好、合并内科基础疾病少、术前综合评分较高的患者。对于不能满足上述条件的患者,可以考虑人工股骨头置换术。该手术操作相对简单,创伤及手术风险相对较小,短期内术后髋关节亦能恢复良好的功能,可满足高龄患者生活质量的要求。但有研究显示其长期效果不如人工全髋关节置换术,且关节寿命更短,更早地需要二次手术,所以如何选择应根据患者的具体情况来决定。

第五节　老年感染与免疫障碍

一、老龄人口趋势与老年感染的挑战

根据推算,2015~2050 年间,世界 60 岁以上人口的比例将从 12% 提高到 22%。到 2020 年,60 岁以上的人数将超过 5 岁以下的儿童。2050 年,世界 60 岁以上的人口预计将达到 20 亿,远高于 2015 年的 9 亿。目前,全世界有 80 岁以上老年人 1.25 亿,到 2050 年,这个数字将达到 4.43 亿,而中国将有 1.2 亿。大量老年人群面临疾病威胁,加之老年疾病的复杂性,也给社会带来卫生花费压力。老年人群的发病特点与社会经济和环境等因素密切相关。经济发达地区老龄化一般更加严重,如上海 60 岁以上的老人已经超过 30%。随着中国经济的快速发展,我国将用 20 年左右的时间进入全面老龄化,而法国等国家却用时约 50 年。所以,给我们准备的时间有限,我国人口基数大,社会负担更加突出。因此,充分分析我国老龄人口疾病的特点,并预测发病趋势,在此基础上早做规划,可以为应对挑战提供更多机遇。

老年感染是一类严重危害老年人群健康的常见疾病,发病范围广、波及人数多、治疗难度大等特点,决定了该类疾病在老年疾病中的重要地位。而且老年感染也是导致老年人死亡的重要原因,特别是高龄老人。通过世界卫生组织的公开数据可以发现老年感染的流行病学特征和趋势。全球范围内,下呼吸道感染和腹泻仍位列引起死亡的十大原因之列,特别是在中低收入国家,情况尤为严重。下呼吸道感染仍然是最致命的传染病,2015 年造成全世界 320 万人死亡。从 2000 年到 2015 年,腹泻病死亡率几乎减少了一半,但在 2015 年仍然造成 140 万人死亡。同样的,同期结核病死亡人数减少,但仍是引起死亡的十大原因之一,死亡人数为 140 万。艾滋病不再是世界十大死因之一,2015 年死亡人数为 110 万人,而 2000 年为 150 万人。我国所处的西太平洋地区,卫生条件相对较好,但在 70 岁以上的老年人群中,下呼吸道感染仍是十大杀手之一。

下呼吸道感染在 70 岁以上老年人前十位死亡因素中分别排序第 5(西太平洋)和第 4(全球)。而在经济较发达地区的美洲(第 5)和欧洲(第 6),下呼吸道感染也是 70 岁以上老人死亡的重要原因。

二、老年感染的发病基础与特点

相对于其他年龄段的发病,老年感染有自身发病的特点和形成基础,分析该成因并进行预测,可为老年感染的预防和政策制定提供理论依据。

(一)老年免疫系统

机体的免疫功能是指由多种免疫屏障、免疫器官、组织细胞及免疫分子(抗体、细胞因子等)协调发挥免疫自稳、免疫监视和免疫防御的作用,保障机体正常的生理活动,可应对内在和外界的各类挑战。随着年龄的增加,免疫系统先后经历从不成熟到成熟,再到衰退的过程。遗传、感染、营养状态、环境等多种因素决定了这个过程的进展速度。随着年龄的增大,个体间的差异也逐渐变大,导致了发病的情形不同。目前,已经证实多种疾病与免疫系统密切相关,包括代谢类疾病、肿瘤、神经退行性病、感染等。其功能特点均受到增龄、衰老的影响而显示不同程度的功能减退。因此,研究免疫老化进程和老年免疫特点,是解决多种增龄相关疾病的重要方法。

学者和医务工作者通过对模式生物和人体进行多维度的研究,不断揭示免疫老化的规律,为免疫衰老评估提供了诸多可以参考的证据。老年免疫系统的特点如下:

(1)免疫屏障功能的减退。皮肤和黏膜构成机体防御生物的第一道防线。呼吸道黏膜主要靠复层柱状纤毛运动,并借助分泌物黏附微生物,通过咳嗽等方式将病原体排出体外;胃酸则可杀灭大多数细菌,正常肠道菌群通过代谢等多种调节机制抑制有害菌的生长;呼吸道及消化道黏液中含有溶菌酶、补体和抗体(sIgA),并有多种免疫细胞,协同起抗感染作用;尿液中的氨和尿道黏膜上的 sIgA 对微生物均有抑制作用。老年人的上述天然免疫屏障随着年龄增长而减退，并常遭既往感染或创伤损害，导致防御能力下降，可成为多种病原体入侵的门户。

（2）免疫器官退化。胸腺伴随年龄增长而退化，腺体萎缩，胸腺细胞减少，取而代之的是脂肪与结缔组织。老年人胸腺重量仅为成年人的 30%～40%，以致腺体分泌减少，导致各类活化免疫细胞产生能力减弱，包括 T 细胞、自然杀伤细胞等分泌细胞因子的能力下降。胸腺退化是老年免疫衰退的最重要特征。一般认为，在健康老年人中骨髓干细胞的增殖力和活力可基本保持不变，可能由于其他原因导致了它们的潜能受限，如感染、代谢障碍或外界因素。而免疫器官的退行性改变，直接导致了免疫效应细胞功能受限。如吞噬细胞数量减少，趋化能力减弱等；自然杀伤细胞活性下降；杀伤性 T 细胞活化异常；调节性 T 细胞反应性降低等。最终表现出的结果往往是对刺激的应答反应低下。

（3）免疫功能调节变差。正常的免疫功能需要通过神经-内分泌-免疫轴，以及免疫网络中细胞因子的调控，协调发挥正常免疫功能。而这种调节变弱后，继发不论是免疫应答低下，还是异常活化都表现为免疫调节功能的减退。例如，老年人中 T 细胞抑制性上调，B 细胞抗原呈递能力增强，优先诱导 Th 和 Th1 反应，同时，上调的调节性 T 细胞却不能抑制 Th17 反应，导致促炎症反应。因此，老年人发生自身免疫性疾病的概率更高，同时，慢性感染也更容易发生。

（二）老年人感染的病理生理基础

老年机体的器官、组织和细胞水平功能都表现为一个阶梯式减退，即在一段时间内，维持一定的稳态平衡，经过一段时间后，由于内外因诱发或者打击，造成功能的一次下降，继而又维持在下降后的水平上，达到一段时间的平台期，直至下一次下降。这过程的变化由复杂的病理生理学基础造成，而后果是抵御感染和感染后引起损害的能力下降。

三、老年感染疾病的流行病学与临床特征

（一）流行病学特征

（1）病原谱的特点：老年感染性疾病既具有与一般感染性疾病的特点，又有自身的独特之处。对于能引起人类感染的病原普遍易感，但是转归却与一般成人不尽相同，多数是由于其独特的免疫特征和病理生理学基础决定的。另外，老年人的感染谱也有自身特点。相比于成人，持续性感染和机会感染更多见，如潜伏病毒（如巨细胞病毒、单纯疱疹病毒）的反复发作，真菌和原虫的感染。这种现象特别容易出现在高龄和长期缺少运动的养护老人中。原有的基础病

变是基础,而感染又加重了原发疾病的危害,如糖尿病并发感染加重酮症酸中毒发生。

(2)传染性:老年人群发生感染的转归有自身特点,特别是一些持续性病毒感染病,在老年人群中更容易慢性化,而使老年人成为潜在带菌者,是传染源的一部分。

(3)流行性:大部分老年感染的流行性与一般成人类似,但有些老年人易感的感染有自身特点。例如机会感染和医院内获得感染,往往在看护和住院老人中易发,应该引起重视。

(4)免疫性与致病性:老年人的免疫功能和病理生理学基础决定了他们对感染疾病的抵抗能力较弱;而慢性病多,就诊和住院次数较多,也加重了院内感染的机会。康复后,机体可产生相应的特异性抗体,老年人也一样,但是免疫功能的不同,决定了不同老年人免疫应答的强弱和维持时间的不同,也影响着疾病的转归。随着增龄,老年人的个体差异更大,对于感染疾病的结果差别也更大。对于高龄人群,各种器官的功能减退明显,减弱了人体的正常防御功能,加大了感染疾病的易感性。机体抵抗外界刺激的能力显著下降,导致感染疾病转归更差。多病共存和慢病基础,也是老年感染疾病高发的重要原因。

(二)老年感染临床特征

(1)症状与体征的不典型:老年人个体间差异较大,对感染的反应性不尽相同,加之老年人的基础疾病较多,患病后常缺乏典型症状和特征。有时病情虽然严重,而症状和体征却轻微,甚至缺如。发热是感染的重要标志,但老年人反应性差,即使病情严重,也未必出现高热。这可能与其基础代谢低,体温调节中枢功能减退等有关。急性感染时,血白细胞计数可能没有相应增高。

(2)病程长、恢复慢:老年人耐受性较强,反应不敏感,某些感染性疾病发病较隐匿,待出现明显症状而就诊时常已过数日,故易延误诊治。又因老年人机体代谢水平较低,再生修复能力低下,使疾病治愈较慢,恢复延缓。有时病情迁延,易导致慢性。

(3)并发症多、死亡率高:老年人机体机能较差,功能减退,基础疾病又较多,一旦发生感染性疾病,更容易出现并发症,加重原有疾病的危害,导致病情变化迅速、复杂,增加了治疗的难度。并发症的发生是病情严重的重要标志之一,也是老年感染疾病死亡率高的重要原因之一。

(4)耐药高发:老年人在生命过程中感染发生次数多,接触到耐药病原的概率增多,另外抗感染药物用时次数多,累计时间长,老年感染病程长,都加大了耐药株的发生概率,需要引起重视。

(5)药物不良反应高发:由于老年人重要脏器的衰老,使药物的吸收、分布、代谢和排泄都发生改变,导致药代动力发生改变。肝脏、肾脏功能减退,药物易在体内积蓄,加大不良反应的发生,导致老年人药物的有效剂量与引起不良反应甚至是中毒反应的剂量较接近。

四、老年感染的趋势与挑战

社会的发展,特别是生活方式的改变,正在改变着老年人的生活,影响着他们的健康。交通方式的进步,使得老年人的活动范围更广,出行次数增加,接触感染的机会也会增加;寿命的延长,导致了过去较少出现的疾病也随着增龄而产生;辅助医疗设备的使用,在延长生命的同时也会增加某些感染的发生,如植入体内的管件着生细菌生物膜;器官移植后抗排斥药物的使用,加大了机会性感染的概率。这些飞速的变化,让老年人群的感染谱和感染疾病的特征也在悄悄地发生着变化。感染性疾病不再是随着经济发展、生活提高后会逐渐消失的疾病,反而随着增龄进程,越来越多的新发和再发感染性疾病会影响着老年人群的健康,给健康老龄化的目标带来新挑战。

而面对挑战,医务工作者和学者在进行着不懈的探索。通过对感染机制和免疫衰老机制的研究,找出特异性改善免疫的方法,使得免疫系统保持活力成为可能。2017 年,欧洲生物化学与分子生物学学会杂志发现,一种骨桥蛋白(osteopontin)的减少是老化的造血干细胞低能的原因,而增加该蛋白可以让老年人的造血干细胞恢复活力。另外,对免疫衰老的评估,为老年人感染的预防和尽早干预提供了参考标准。对老年人感染谱的研究,为老年人疫苗的研发提供了支撑。基础临床的协作和双向转化研究,能为控制老年人感染疾病做出贡献。

第六节　老年人视听障碍

一、老年人听力障碍

听力障碍是老年人患病率最高的慢性疾病症状之一,加之随着我国人口老龄化的加剧,老年听力障碍的发病率呈现逐渐增加的趋势。听力障碍严重影响老年人的生活质量,导致老年人的心理、生理疾病,同时还增加了家庭、社会和国家负担,严重限制了个人、社会乃至国家的整体发展。要解决这一社会问题,需要政府、社会、患者共同参与。本部分将从老年听力障碍的患病率情况、科学认识入手,阐述治疗和干预老年听力障碍的重要性、主要方法、当前面临的问题,并提出可行性建议。

(一)老年听力障碍的患病率情况

听力障碍是人类最常见的感觉功能障碍,广泛影响人的健康。据世界卫生组织 1997 年颁布的最新标准,听力障碍定义为以较好耳计,500 Hz、1000 Hz、2000 Hz 和 4000 Hz 4 个频率的非助听听阈级的平均值大于等于 26 dB。

致残性听力障碍,也称"听力残疾"。WHO 将成人听力残疾定义为较好耳上述 4 个频率永久性非助听听阈级平均值大于等于 41 dB,即中度及以上的听力障碍。以此为标准,据 2017 年 WHO 报道,全球约 3.6 亿人存在听力残疾,患病率为 5.3%,预计到 2050 年 6 月,听力残疾的人数将达到 12 亿。根据 2016 年我国四省听力障碍流行现况调查推测,中国目前有超过 2 亿人存在听力障碍,患病率为 15.84%;而听力残疾的人数超过 7000 万,患病率为 5.17%。

美国的一份调查问卷显示,65 岁以上老年人常见的 10 种慢性症状中听力障碍和耳鸣这两项都与听觉有关,其中听力障碍的患病率位居前三,仅次于关节炎和高血压,平均每 1000 个老年人中就有 295.2 人存在听力障碍,远远大于视觉障碍的患病率。随着人口老龄化的趋势,到 2040 年前后,我国 65 岁及以上老年人占总人口的比重将超过 20%,老年听力障碍人群的数量将随之增多。

听力障碍的患病率是随年龄增长而增高的。在各年龄段中,听力障碍者以老年人为主。2006 年第二次全国残疾人抽样调查显示,全国有老年听力残疾者 2045 万,患病率为 11.04%,其中男性 1122 万,女性 923 万;老年人单纯听力残疾人群 1540 万,患病率为 8.31%。而 2016 年我国四省听力障碍流行现况调查显示,我国 60 岁以上老年人中听力障碍人群占到一半以上,超过 1 亿人口,且 75 岁以上的老年人听力障碍患病率更是高达 78.21%。

(二)老年听力障碍的科学认识

据于丽玫等对全国老年听力残疾人群的调查显示,老年听力残疾的原因中,老年性耳聋占 66.87%,原因不明性耳聋占 8.91%,中耳炎占 8.62%,全身性疾病占 5.2%,噪声与爆震占 3.54%。随着经济的发展和医疗卫生事业的进步,中耳感染、耳毒性药物、噪声等原因所致听力障碍的比例在逐渐降低;而随着人口老龄化,老年性聋已经是老年听力障碍的主要致病原因。

老年性聋是指由于年龄的增长,人体的听觉器官随同身体其他各组织器官一起发生的缓慢、进行性的老化过程,并出现听力减退的生理现象。老年性聋的病因复杂,其发病机制目前尚未完全阐明。可能的发病机制不仅包含听觉系统衰老过程,还受到环境、遗传等因素的影响,而且相当多的患者是各种综合因素混杂导致。目前的研究表明,老年性聋的发病可能与下列因素有关。

（1）外环境因素。外环境因素主要包括噪声暴露，化学因素暴露，医疗因素，毒性化学物质，激素、酒精、尼古丁的摄入，饮食和社会经济学因素等。这些因素造成的损伤再加长年累月的累积，可增加患老年性聋的风险。与老年性聋发病相关的基因也可能是通过增加人体对噪声的敏感度而起作用的，在导致听力损失时，噪声和老化可能是相互累加或相互作用的。

（2）内环境改变。衰老是自然界的必然规律。随着年龄增长，人的生理和心理在不断发生着变化，内耳和听觉中枢传导通路的改变、血液流变学与血管病变、离子循环异常等生理改变都可能导致老年性聋。

（3）基因突变。老年性聋的发病年龄、发展速度及进展形式等存在较大个体差异，即老年性聋的遗传易感性。遗传易感性的存在使得易感者对环境危险因素具有敏感性（例如噪声、耳毒性药物），接触同样的环境因素易感者发生老年性聋的年龄可提前，听力下降程度更重。可见，遗传异质性为老年性聋听力下降个体差异的主要原因，其在老年性聋发生发展过程中所起作用的比例为35％～55％。

综上所述，老年性聋病因复杂，是多环节、多因素共同作用的结果，涉及生理、病理、生化、分子等各个方面。不同病因或诱因作用的详细病理及分子生物学机制仍需要不断探索研究。

（三）老年听觉康复的方法

大部分老年听力障碍者最大问题并非听不到声音，而是不能听清楚他人讲话，特别是噪声环境中言语识别很差，不仅影响日常的交流，还由此为老年人带来压抑感、孤独感、焦虑、易怒等心理和情绪困扰，影响生活质量，因此应积极防治。老年听觉康复的方法主要有防治听力损失，听力检查发现听力损失，及时使用助听辅听装置干预。

老年听力障碍的致病因素多，有些可预防，有些可治疗。从预防的角度，老年听力障碍的预防措施主要包括控制诱发病因，及时治疗耳科疾病；从治疗的角度，老年听力障碍的治疗主要为耳科疾病的治疗和新技术的使用（如基因治疗、干细胞治疗）。

1. 控制诱发病因

控制导致病理损害的疾病病因，例如噪声性聋的听力保健、耳毒性药物的合理使用、积极治疗全身性疾病等。

（1）避免长期噪声暴露。噪声可以导致许多健康问题，其中听力损失是长期噪声暴露的最常见后果。老年人在日常生活中，要尽量避免长期接触高强度噪声，做到在有噪声的环境下佩戴耳塞或降噪耳机，尽量远离枪炮声或大声音乐，从阻隔噪声源、削弱噪声强度等方面预防噪声性聋。

（2）避免使用耳毒性药物。使用某些药物治病或人体接触某些化学制剂后，引起听神经系统中毒性损害而产生听力下降、眩晕甚至全聋，这类药物即耳毒性药物，引起的听力障碍称作"药物性聋"。耳毒性药物致聋目前尚无理想的治疗方法，重点以预防为主。

（3）积极治疗全身性疾病，防治易感因素。老年性聋为多因素疾病，有关老年性聋易感因素的研究相对比较多，很多系统性疾病，如甲状腺功能减退、糖尿病、高血压、高脂血症影响循环的心脑血管疾病，都可引起内耳毛细胞损失及听觉神经变性，导致听觉功能的减退和不同程度的听力下降，从而诱发和加速老年性聋的发生。因此，对于老年人来说，积极治疗全身性疾病，保持良好的作息规律，节制脂肪摄入，忌酒戒烟，加强身体锻炼等可最大限度地避免发生老年听力障碍。

针对遗传易感因素方面，随着分子生物学技术的发展，越来越多的老年性聋易感基因被揭示。遗传学家通过提供遗传咨询和干预，使得具有老年性聋易感家族后代减少获得遗传易感基因的概率，或敲除老年性聋遗传易感基因等，从而防治老年性聋。

2. 及时治疗耳科疾病

此类方法包括防止听力损失演变为听力残疾的措施，如早期发现、慢性中耳炎的治疗方法、防止听力损失的外科手段。

按照听力损失的部位、发生原因，听力损失的类型主要有传导性、感音神经性和混合性三种。传导性听力损失是由于外耳和（或）中耳的某些病变，导致声波的传导障碍而造成的听力损失。感音神经性听力损失是由于内耳或听神经或中枢病变或功能障碍引起的听力损失。混合性听力损失是指同时患有传导性和感音神经性听力损失。

传导性听力损失可通过药物或手术等医疗手段治疗，而感音神经性听力下降通过医疗手段治疗几乎是不可能的。随着耳科学的发展和显微外科技术的提高，传导性听力损失的药物和外科治疗水平都有了长足的进步。当老年人有耳痛、耳闷、外耳道流脓等耳部不适时，应当及时到耳鼻喉科就诊，以控制并消除耳部疾病，避免传导性听力损失的病变向上累及内耳，引起感音神经性听力损失的病变而不易治疗，从而演变为听力残疾。

3. 基因治疗

基因治疗是指将外源基因通过基因转移技术导入靶细胞或敲除致病基因，以纠正或补偿因基因缺陷和异常引起的疾病。从广义讲，基因治疗还可包括从DNA水平采取的治疗某些疾病的措施和新技术。

目前，通过耳聋基因筛查及检测避免部分先天性耳聋患儿的出生及对部分耳聋易感人群进行指导已经应用于临床并取得显著社会及经济效益。针对老年性耳聋的研究目前主要包括两方面：

一方面是查找致病基因。由于老年性耳聋发病的多因素性及显著的个体差异，致病基因研究进展缓慢。老年性耳聋是多基因遗传，还是单一基因作用所造成的单基因遗传尚不清楚，目前多数学者倾向于多基因遗传。另外，各项研究表明，凋亡相关基因、神经营养因子相关基因、细胞及功能恢复基因、细胞周期调控基因等都将是老年性耳聋基因研究的热点。

另一方面，通过基因导入来恢复和改善听觉器官，目前在老年性耳聋动物模型上的研究已取得令人鼓舞的结果。但由于老年性耳聋的基因致病的复杂性，其应用于临床仍面临诸多技术、经济及伦理问题，目前仍有很多工作需要完成。

4. 干细胞治疗

应用干细胞移植治疗老年性耳聋的关键在于产生新的毛细胞或螺旋神经节细胞以恢复内耳的功能。目前已有很多学者对老年性耳聋的干细胞治疗进行各种研究，取得了很多进展。

基因治疗与干细胞治疗取得的进展让人们看到了从根本上防治老年性耳聋的可能，但干细胞治疗与基因治疗一样，目前还局限于理论及动物实验阶段，其治疗人类内耳疾病的临床应用前景虽然很广阔，但仍然有很长的路要走。相信随着科学技术的进步、研究的深入及动物实验的大量开展，干细胞治疗、基因治疗必将取得突破，老年性耳聋的防治必将进入全新时代。

（四）老年听觉康复的现状、面临的问题和建议

积极有效地预防和治疗老年听力障碍是改善老年人生活质量的重要途径之一。但是由于老龄化属于自然规律，在全身情况基本正常的老年人群中，仅50%左右的老年人能够正确认知自我听力情况。2016年，胡向阳等针对我国四省听力障碍流行现状的调查也发现，近50%的听力障碍者未发现自己患有听力障碍或不确定听力障碍发生的时间。与此同时，国外数据表明，从一个人发现自己有听力困难到寻求专业帮助的时间至少有8年，国内患者寻求专业帮助的时间可能还要晚。

佩戴助听器是老年听功能障碍患者的主要辅助康复手段之一。据WHO最新报道，全球助听器的产量只能满足不到10%的需求，在发展中国家更是只能满足不到3%的需求，可见听力障碍者人数之多。近几年，国内的专业期刊数据显示，我国存在永久性听力障碍的患者中，大约只有3%购买了助听器。另有调查显示，在已经选配助听器的老年人中，有25%~40%的老年人不佩戴或偶尔佩戴助听器。

针对如上现状,目前,中国老年听觉康复处于起步阶段面临的主要问题是:

(1)对老年听力障碍的认识不足,听觉康复有限。由于受到传统思想的影响,目前我国老年听力障碍的康复还没有引起包括他们自己在内的家庭、社会和政府的足够重视。而且,国内学者调查发现,即使一部分对听力障碍进行干预而佩戴了助听器的老年人,其选配的助听器大部分仍是性能较低和(或)以单耳助听器为主(约85%),远不能达到康复需要,也没有接受系统的康复咨询和训练,因此康复效果不明显,佩戴的积极性和质量也不高。

(2)老年听觉康复的费用高。听力障碍干预成本高。在我国销售的主要助听器品牌中,以某品牌助听器为例,依具体型号价格从1700元到24000元不等,若选配中位数价格的助听器,单台需要6500元,双耳选配需要13000元。一些人听力障碍极其严重,可能需要更加昂贵的解决方案,如人工耳蜗,那么解决这一问题的实际成本便更加高昂。

(3)听力学工作者数量严重不足,专业水平参差不齐。中国正处于极度缺乏能提供高质量听力服务的专业人员的阶段。据不完全统计,中国约有不同水平的听力学工作者1万名,为全国13.7亿人提供服务。中国的听力学工作者与服务人数的比例相较于美国处于极度匮乏状态。美国有着13000名全职听力学家,几千家助听器经销商,为3.14亿人提供服务。

建议加大对听力学相关专业院校的资金投入和支持。在目前国内听力学专业生源很少的情况下,建议有条件的国内医学类大中专院校开设相关专业,增加专业人员数量;对于有多年听力学专业教学经验的优秀院校应扩大招生数量,并且开办相关的听力学成人教育,鼓励从业者定期参加职业教育培训。

国家应增加对听力学教育的资金投入,创造更好的办学条件和减少从业人员继续教育的费用。可以通过最大限度地扶持优秀的助听设备生产或销售企业,让这些具有培训条件的优秀企业协助国家开设相关的职业教育培训班,成立实践基地。

国家应最大限度地加大对助听器验配机构的指引和规范,这样将有助于规范行业发展,保证服务质量,提高助听器使用者的满意度。不仅可以保证助听器验配机构稳步发展,而且能提高我国助听器验配服务的整体水平。

二、老年人视觉障碍

眼睛是人类感官中最重要的器官,正常视功能是我们获取大部分信息的源泉,人一生中有80%以上的信息知识和记忆都是通过视觉功能获取的。视觉是一个精密而复杂的光学折射成像和神经传导、认知系统,任何环节出现问题都会导致视觉障碍,不仅直接影响对外界事物的感官和信息传递,而且对其工作选择、生活质量、社会交往及人际关系都有着深刻的负面影响。

视觉障碍主要分为视觉器官的光学系统疾病和神经系统疾病。前者如晶状体混浊形成白内障所造成的视觉障碍，它可以通过有效的手段来去除并重新建立，达到复明或者提高视觉功能的目的；而后者如黄斑变性所造成的视觉障碍往往是不可逆转的，即便是目前最新的治疗手段也只能有限地控制疾病进展和维持已经受损的视觉功能。其中与老年人视觉健康密切相关的代表性眼病是白内障（视觉信号的光学成像，在全人群致盲因素中的比例占到33％，但可手术治疗复明）和黄斑变性（视觉信号的神经转导，在全人群致盲因素中的比例占1％，属于中心视力受损、不可逆性致盲），临床上也仅有这两个眼病，分别称之为"年龄相关性白内障"（age-related cataract）和"年龄相关性黄斑变性"（age-related macular degeneration，AMD），从中也可看到其疾病发生发展与人体衰老的密切关联。

2000年世界卫生大会（World Health Assembly）上通过了WHO盲及视力低下的新标准。视力低下是以日常生活远视力为标准，分为轻、中、重三级：双眼中好眼的日常生活远视力大于等于0.3而低于正常为轻度，大于等于0.1而小于0.3为中度，大于等于0.05而小于0.1为重度，好眼日常生活远视力小于0.05为盲。造成视力低下的原因也多种多样，按照其程度不同大致可以分为视力残疾和常见功能性眼病。视力残疾包括低视力和盲。传统低视力是指双眼视力得到最佳矫正后，好眼的视力大于0.05而小于0.3，且无法通过药物、配镜、手术等措施提高。2010年，WHO估计全球有2.85亿视力低下者，其中3900万为盲人；包括盲在内的80％的视力低下者是可以避免的，如不采取积极措施，至2020年全球盲及视力低下人数将翻一番，其中预计90％的视力残疾人群将生活在发展中国家。WHO指出（2010年）视力低下更常发生于中老年人群中，82％的盲人和65％的中、重度视力低下者发生于50岁以上人群中。视力残疾患者不仅自身丧失了劳动力和独立生活能力，同时也给患者家庭及社会造成极大的经济和社会负担。WHO对70多个国家地区的调研显示，人类最恐惧的是死亡，其次是失明。美国政府也将眼保健列为继心脑血管疾病和恶性肿瘤之后的第三位公共健康问题。因此，视力障碍已经成为危害我国居民健康的一个重要公共卫生问题，并且随着老龄社会的到来，如不采取积极有效的措施，其严重性和危害性还将更加突显。

（一）年龄相关性视觉障碍的防治现状

临床眼科中与衰老密切相关且最具代表性的视觉障碍疾病就是白内障与黄斑变性，主要见于50岁以上人群，且其发生发展与年龄增加呈正相关。

1. 年龄相关性白内障

WHO 于 2014 年统计显示全球有 9500 万患者因白内障相关疾病导致视觉障碍，占所有视觉障碍患者的 33％。白内障也是我国排第一位的致盲性眼病，2015 年统计约有患者 1100 万例，且每年新增 80 万例。白内障发病率与年龄密切相关，许多大规模人群研究报道，白内障的患病率随年龄的增长明显增加。不同类型白内障的发病率亦有不同，蓝山眼科研究统计小于 55 岁人群中核性白内障发病率为 17.6％，皮质性白内障发病率为 4.4％，而在 75～84 岁年龄段老年人中两者发病率分别骤升至 87.3％和 46.7％。临床研究资料显示，80 岁以上的老年人白内障的患病率为 100％，其是晶状体老化后的退行性变，是多种因素作用的结果，其中年龄是最主要的因素。目前全球呈现老龄化趋势，我国人口老龄化更呈现加速发展的态势，年龄相关性白内障的人数也将随之明显增加。因此，结合医疗、政府和社会等多方面的协作，配合全面开展白内障的防盲治盲工作至关重要。

白内障手术是目前治疗白内障成本效益最高、疗效最好的治疗手段。它是通过摘除混浊的晶状体（白内障），再植入相应的人工晶体来重建视觉光学通路，达到复明和提高视觉质量的目的。WHO 预估 2020 年全球范围内会有 3000 万人接受白内障手术。在过去的 20 多年中，随着白内障手术技术和策略的不断完善，每年百万人口白内障手术率（CSR，是评价白内障复明手术的一个重要指标）不断提高，发达国家已经超过 9000。在全国眼科医生们的辛勤工作和积极努力下，加之国家和国际非政府组织开展了多样性的白内障防盲复明行动计划，大大促进了我国白内障复明手术的开展。2016 年，我国 CSR 达 2070，较"十一五"末期提高了 75％，提前完成了我国卫生和计划生育委员会发布的《"十三五"全国眼健康规划（2016～2020 年）》目标。但是我国的白内障复明手术进展与发达国家相比仍有很大差距，国内也存在地区差异大、贫困人口和地区复明率低等问题。

从全球范围内来看，白内障手术覆盖率都有所增加，手术效果也逐年有所提高，但是要减少随着发病率增加所引起的巨大社会负担还存在很多挑战，如高额的医疗费用，眼科医生数量不足以及政府资助经费和设施不足等。因此就目前状况，针对人类视觉健康包括可复明的白内障治疗，我们需要投入更多基础医疗设施，并且更加规范地培训更多具备熟练技能的眼科医生。

2. 年龄相关性黄斑变性

黄斑是视网膜神经组织中视敏度最高的部位，黄斑部的病变可以引起中心视敏度（即通常讲的视力）的下降，严重影响患者的视觉功能。年龄相关性黄斑变性（AMD）是指一种由于视网膜黄斑区结构的衰老性改变引起中心视力进行性下降乃至失明的眼科疾病,就目前医学科学技术和手段是不可治愈的。AMD 可表现为双眼先后或同时发病,多见于 50 岁以上人群,并且随着年龄的增长,该病发生的比例由 2%(40～49 岁)逐渐增加到 35%(80 岁以上)。AMD 是经济发达国家 65 岁以上老年人群的首要致盲眼病,近年来也成为亚洲人群的重要致盲因素,仅美国的患病人数就多达 1300 万～1400 万人,并预测到 2020 年会增加 50%。预计全球 AMD 患者人数到 2020 年将达 1.96 亿,如果没有有效的预防措施,则 2040 年将达 2.88 亿。在中国,随着人口老龄化的进展,AMD 的患者也逐年增加,AMD 成为主要致盲眼病之一。我国流行病学调查研究显示,随着人群老龄化和生活方式的改变,AMD 发病率明显增加,50 岁以上人群中发病率高达 9.5%,晚期 AMD 的患病率约为 1%。

早期 AMD 主要表现为玻璃疣和色素分布改变,一般症状较轻或没有主诉症状;晚期 AMD 则因视网膜神经细胞损毁往往致盲。当疾病进展到一定程度后,AMD 主要以两种临床表现形式存在:地图样萎缩(干性或非渗出性 AMD),脉络膜新生血管膜(湿性或者渗出性 AMD)。干性 AMD 视力损害通常较为缓慢,而湿性 AMD 视力下降非常迅速,并伴有明显的视物扭曲变形甚至中心视力的完全丧失。AMD 主要依靠患者的病史、症状、裂隙灯眼底检查、眼部光学相干断层扫描(OCT)以及视网膜荧光血管造影来进行诊断。由于引起 AMD 的病因机制尚不明确,且视网膜神经变性疾病的治疗还未突破,因此目前治疗干性 AMD 的方法几乎没有。针对湿性 AMD 的主要方法有激光光动力学治疗(PDT)、抗血管内皮生长因子(VEGF)的生物制剂治疗、抗感染治疗和手术治疗等,其中针对湿性 AMD 新生血管的抗 VEGF 制剂眼内注射成为缓解和控制疾病进程的主要治疗措施。它虽可一定程度挽回一部分湿性 AMD 的急性视力下降,但是一旦视网膜神经细胞毁损,也就无能为力了。

中国正在步入老龄化社会,因此像 AMD 这类神经性致盲眼病将是目前和未来相当长一段时期严重危害中国人生活质量的重要疾病,也将给社会和家庭带来沉重的经济负担和精神负担。

(二)新技术的开发与应用

1. 年龄相关性白内障

在白内障的基础研究领域以及临床研究领域,我国与国际先进水平相比还存在着较大的差距。加强对年龄相关性白内障以及白内障带来老视的具体发病机制研究也是老年医学中一个重要的课题。通过蛋白组学、代谢组学和微型核糖核酸(miRNA)等技术手段,眼科临床学专家与生命科学的专家联合攻关,在老年医学快速进展的基础上,研发出延缓晶状体衰老的干预手段(如药物、激光),以及实现真正的生物仿生手术等,不仅是人类战胜视觉衰老退化的革命性

突破,也将引领其他生物医学的创新发展。研发的重点方向包括:

(1)针对年龄相关性白内障发生机制的关键环节和位点,研发相应的干预药物是眼科老年医学面临的一项重大挑战。这一领域已经初显端倪,基础研究发现,含有羊毛甾醇成分的滴眼液可避免促使白内障形成的相关蛋白质凝结成块,并已在动物活体上得到验证。

(2)目前临床治疗上白内障超声乳化技术趋于成熟,随着材料学、仿生学和生物信息技术的不断进展,白内障手术已经逐渐从复明性手术转变为屈光性手术。此外,在临床诊断方面,结合眼部成像的光学特点和目前医学影像学与信息工程学的优势,推出基于网络的自助式白内障筛查设备和系统,包括与白内障相关的视觉功能自评价,可以大大简化眼病筛查的成本(人力、时间等),更有助于患者及时就诊,并根据工作和生活的需求状况,辅助作出是否治疗的决策。

2.年龄相关性黄斑变性

与白内障相比较,年龄相关性黄斑变性的神经性致盲眼病研究是眼科领域研究的重点和难点,并引起国家相关部委的重视,相继列入科技部“973”项目和国家自然基金委重大重点项目等资助计划。虽然从视网膜神经细胞损伤的分子机制和重建的可能性等方面进行了系列探索性研究,取得了一些新的进展,包括发现了视网膜胶质细胞激活在神经性致盲眼病发生、发展中的重要作用,揭示了线粒体功能障碍参与视网膜神经元损伤的新机制,并提出了视网膜神经组织重塑是由胶质细胞活化引起的微环境改变和神经元损伤交互作用、共同参与所致的观点,但要想攻克这一神经性致盲眼病,还亟待专家学者们集中攻关研究和解决。

(1)随着老年社会的到来和生活水平的不断提升,AMD 的发病率不断增加,积极开展 AMD 罹患的高危因素以及相应的早期诊断和预警研究尤为必要。

开展以人群为基础的大型流行病学研究(如前瞻性队列)以掌握我国的 AMD 患者发病患病特点,寻找相关的危险因素,深入有关 AMD 确切病因的研究。协同应用蛋白组学、代谢组学、miRNA 表达图谱以及血清学检测技术来寻找 AMD 疾病的生物标记物是一项具有广阔应用前景的研究工作,近年来这方面的研发、验证和临床应用正深入开展中。它不仅有利于群体筛查 AMD,而且还能指导临床处理、监控个体 AMD 疾病的进展、评价治疗效果和疾病预后。比如针对 VEGF 在亚洲人以及我国息肉状脉络膜血管病变(PCV)亚型 AMD 患者的确切病理机制研究,不仅有利于早期诊断,也有助于适宜我国及亚洲特点的 AMD 患者防治新药的研发。

通过某些特定的生物标记物,比如对 AMD 的高危等位基因筛查,可以为那些处于高危的未发病患者提供有益信息,使得其通过适当的生活方式改变来消除发生 AMD 的危险环境因素。

(2)针对 AMD 病理过程的相关环节,研发相应的干预和治疗措施是防治 AMD 致盲的关键。目前相关疾病的生物标记物研究主要有:一类是有关疾病发生发展评价的,包括预测早期发病、进展或消退、诊断、疗效评价等;另一类是与治疗干预相关的,涉及药学和生物技术产业。针对 AMD 的生物标记物研究应着力寻找与 AMD 相关的危险因素,包括筛查、诊断、用于预后判断的信息以及指导治疗决策等,尤其是对于易感人群和暴露于危险因素的人群,可以早期发现和预后判断,并及时给予合适的干预。

(3)对已经发展到晚期的 AMD 患者,可以进行低视力助视和康复训练。这是针对中心视力明显受损并已无法挽回的患者,如何最大化挖潜其残余视觉功能并进行科学训练以提高视觉功能的一类措施。AMD 的视觉康复治疗主要包括各类助视器的应用、视觉功能训练等。助视器的选择包括各类放大镜、阅读镜、辅助照明设备或者闭路电视等。我国已经在此领域成为国际低视力助视产品的主要供应商,但如何协同临床眼科与视觉科学、神经科学密切合作,研发具有自主知识产权的高端智能化低视力助视产品和康复技术(主要是针对 AMD 中心视力障碍的新一代头戴式助视器),是我们面临的挑战。英国牛津大学最新研究成果 OXSIGHI 智能眼镜即将进入中国市场,将对众多的中国低视力患者带来意外的帮助。

(三)低视力助视及康复

由于目前医学科学的限制,晚期 AMD 导致的中心视力显著下降进而形成低视力甚至盲的状态在短期内还难以完全改变。AMD 引起的阅读能力下降可出现用药错误,面容认知能力下降显著影响生活质量,行动能力下降使发生摔跤和骨折的概率升高等。针对其残留的周边视力,可以借助一些相应的设备和技术得到一定程度的改善,减少它带来的一系列后果,有着积极的社会意义。

在低视力助视与康复治疗这一领域,除了研发新型低视力助配器以外,还应关注低视力人群视觉通路功能重塑及视觉训练,以及低视力及盲的跨感知觉重塑研究。

当 AMD 患者的眼部状态稳定后,低视力康复能够更好地帮助患者利用残存的视觉功能,提高生活自理能力。由于晚期 AMD 的黄斑功能丧失,患者会在病变区边缘形成新的注视中心(preferred retinal locus,PRL)。位于周边视野的 PRL 相对黄斑中心注视具有视敏度低、眼动控制差以及视觉拥挤效应强等特征,限制了患者的视觉功能。因此,AMD 的认知训练主要针对 PRL,以使其能够更好地发挥类黄斑的作用,包括更好的眼动控制能力、减少视觉拥挤效应的影响以及阅读速度的提高等。认知训练的方法则包括阈值上训练及阈值训练等，多个研究提示认知训练能够改善 AMD 患者周边视力的认知功能。但是由于随着年龄的增长，大脑皮层的可塑性逐渐下降，并且当中心视力丧失后，视觉皮层可能自发产生一定的视觉皮层重塑以适应中心视力的丢失，因此 AMD 的认知训练效果具有明显的个体差异性。我国"脑计划"的实施，势必将视觉科学与神经科学紧密结合，有望解决其中的科学问题，并将成果转化应用于临床像 AMD 这类神经性致盲眼病的治疗与康复。

第七节　老年人失能与康复

随着中国农村和城市居民期望寿命的逐渐增高，人口老龄化带来的诸多健康相关问题日益突显。增龄相关健康问题不仅限于人们传统关注较多的各类躯体疾病，如高血压、糖尿病、脑卒中等，还包括空巢化、孤独等社会问题带来的心理和行为障碍。衰老、疾病和疾病所致的躯体障碍以及心理、行为问题共同导致老年人日常生活能力下降，社会功能衰退，恶化老年人的生活质量，并加重家庭和社会负担。国际功能、残疾和健康分类（international classification of functioning, disability and health）明确指出功能健康应包括身体结构和功能、活动和参与 3 个部分。失能在很大程度上是这 3 个部分共同作用的综合体现，是与老年人生活质量相关的重要课题，也是使老年人度过一个有尊严而幸福的晚年所必须关注的重要问题之一。

康复医学作为一门较年轻和新兴的学科，与临床医学相比更加关注各类躯体、心理和社会功能的问题，并积极采用各种干预方式促进不同基础功能状态人群的功能提升和恢复。这一特征与当今老龄化社会老年人失能问题突显的诉求不谋而合。本节将从老年失能的分类、老年失能的康复需求分析和对策以及我国现有老年失能康复服务体系与发展方向 3 个方面入手，分析老年康复的现状以及发展，并结合复旦大学附属华山医院在老年康复领域所做的一些工作进行说明。

现今我国老年人已经成为失能人群的主体。促进社会和谐发展，关注老年人功能障碍已经成为当下避不开的话题。老年人失能包括躯体功能障碍、认知功能障碍和情绪行为问题、日常生活活动功能障碍以及社会参与功能障碍，是疾病和其他个人、家庭和社会因素共同造成的缺陷。需要注意的是，既往人们往往关注疾病所导致的较为严重、明显的功能障碍，但忽略了从健康状态到疾病状态其实是一个连续谱,许多老年人的临床症状和功能障碍程度虽然未达到疾病诊断标准,但对其日常生活功能、参与社会活动、提高生活质量已造成明显不良影响;且可进一步进展,或导致继发疾病,进一步损害老年人健康,比如老年人自觉的"虚弱""抑郁情绪""主观认知受损"等。这一类群体往往较明确的患病群体更为庞大,其带来的失能问题不容忽视。

一、老年失能的分类

(一)躯体功能障碍

1.老年躯体运动功能障碍

老年人随着年龄增长,身体器官的结构和功能逐渐发生增龄变化,机能逐渐衰弱,乃至发生各类疾病和损伤,导致不同程度的运动功能障碍。运动功能障碍往往又成为导致继发疾病的因素(如由于卧床而导致肺炎),或成为阻碍老年人发挥正常生活功能、参与社会活动的障碍。

与增龄相关的肌肉、骨骼、关节等运动器官损伤,心肺相关疾病导致其功能下降,神经系统疾病等都是常见导致老年人运动功能障碍的疾病。运动器官疾病常见的包括骨质疏松、骨折(如股骨颈骨折、桡骨远端骨折等)、关节损伤(如半月板损伤、关节疾病等)等;心肺疾病常见有冠心病、各种原因导致慢性心功能不全、慢性阻塞性肺病等;神经系统疾病,如脑卒中、帕金森病等,也可由于运动中枢损伤而导致严重的躯体运动功能障碍。

除疾病外,衰老本身带来的躯体运动器官机能衰退、营养摄入不足等问题可导致老年人运动耐力下降,运动相关损伤增多等问题。

2.心肺功能障碍

由于衰老、不良生活习惯和疾病导致的心肺功能障碍是老年人群中常见的功能问题,在很大程度上限制了老年人的运动耐力和功能活动,并引起继发健康问题。

引起老年人心肺功能障碍的常见疾病有慢性阻塞性肺病、肺炎、因各种原因而进行的开胸手术、冠心病、心律失常等。而与心肺功能障碍相关的不良生活习惯和危险因素包括长期吸烟、饮酒、肥胖、久坐少动等。对心肺功能障碍的干预,纠正不良生活习惯与治疗原发疾病等相辅相成,都不可偏废忽视。

3.进食及排便功能障碍

随着脑卒中、脊髓炎、帕金森病等神经系统疾病发病率的增高,衰老伴随的器官退行性改变(如前列腺增生),以及部分药物的不良反应,老年人中存在进食及排便障碍的人数逐渐增多,严重影响了老年人的生活质量,同时也是导致重大疾病的隐患(如由于误吸导致重症肺炎)。

（二）老年认知功能障碍和情绪、行为相关问题

1.老年认知功能障碍

认知功能包括注意、记忆、语言、思维逻辑和解决问题能力等多方面功能。正常的衰老过程一般伴随部分认知功能的逐渐减退，包括注意、记忆、执行功能等；但同时也有部分认知功能随着年龄增长可能得到更多发展，如抽象和深入思考的能力等。正常衰老相关的认知功能减退，一般不会严重影响日常生活功能，但可能影响老年人参与多种社会活动和开发晚年幸福多彩的生活的能力，也可能引起部分较为关注自身健康和智能状态的老年人的焦虑、抑郁情绪。

老年人病理状态的认知功能障碍主要由阿尔茨海默病、脑血管病（包括脑卒中）、帕金森病等神经系统疾病引起，其导致认知障碍的程度一般较重，且常呈进展性过程，药物治疗疗效有限，往往成为导致老年人日常生活能力下降、失去生活自理能力乃至残疾、死亡的重要因素。

2.老年情绪、行为相关问题

老年人常见的情绪和行为问题包括抑郁、焦虑等情绪，以及淡漠、易激惹、怀疑等行为问题。这些情绪和行为问题常是与其他躯体疾病或功能障碍、认知障碍相关和伴随，但也可独立于躯体和认知障碍存在。值得注意的是，情绪和行为问题不仅造成存在该问题的老年人本身的生活能力、社会活动参与能力下降，其主观幸福感降低，而且还可大大加重其共同生活者、照料者的心理压力和健康负担，导致其生活质量的下降和难以承受的身体和心理双重压力。

（三）日常生活活动功能障碍

日常生活活动包括躯体性日常生活活动和工具性日常生活活动，二者的下降是导致老年人独立性丧失的重要原因。躯体性日常生活活动包括吃饭、洗澡、穿衣、转移、如厕等最基本的生活活动，工具性日常生活活动指的是购物、煮饭、药物管理、骑车等高级的生活活动。老年人由于心肺功能、肌肉能量、关节活动度和认知能力等的衰退，常导致日常生活活动功能障碍。如股骨颈骨折的老年人不能步行和爬楼梯；脑卒中后的老年人常常导致运动、平衡、进食等功能的受限；存在认知障碍的老年人不能有效规划日常生活、解决问题；有慢性疾病的老年人，如糖尿病、冠心病等，由于体能和活动能力的下降，不能进行剧烈的日常生活活动等。改善老年人的日常生活活动能力，对于老年人生活质量的提高十分重要。

（四）社会参与功能障碍

社会参与功能包括休闲和工作两方面。休闲和工作是老年人功能重要体现的两个方面。老年人参与社会体现了老年人的社会价值，丰富了老年人的生活，增加了老年人的信心，对于老年人的身心健康而言很有帮助。老年人失能

所导致的老年人的运动功能、认知功能等的下降是老年人社会参与功能障碍的主要原因。具体社会参与功能障碍体现在不能继续从事原有的工作或副业,不能参与生产和专业服务,不能从事家务活动,不能参加休息娱乐活动等。

二、老年失能的康复需求分析和对策

老年人随着年龄的增长,生理功能进行性下降,最终导致失能。据统计,我国 60～90 岁老年人的残疾发生率为 21.9%,65～74 岁、75～84 岁、85～90 岁老年人中因慢性疾病导致的活动受限比例分别为 22%、25%、23%。如何提高失能老年人的生存和生活质量,一直困扰着广大的医务人员。过去,人们对于失能老年人的关注点主要集中于以疾病为中心的诊断和治疗上,但是单纯的疾病诊断并不能很好地预测患者的住院时间、生活能力、工作能力以及家庭和社会负担。以功能为导向的康复医学填补了这一空白。关注老年失能康复,我们应了解现阶段老年失能康复的需求现状并给出相应对策。

如上所述,从健康到失能是一个严重程度的连续谱。不同严重程度的失能、不同原因所致失能的不同阶段,老年人对于康复的需求不同,其主要特征可概括如下。

(一)非进展性疾病所致老年人失能的康复需求和对策

临床常见的可导致老年失能的非进展性疾病包括脑卒中、骨折等。其特点是疾病所造成的失能在发病后近期一般最重(如无反复发作或继发其他疾病加重功能障碍),随时间进展患者功能有所恢复,以发病后近期恢复较快,远期则功能趋于稳定。对于这一类疾病所致的功能障碍,老年患者的康复需求因疾病所造成的功能障碍严重程度和病程阶段有所不同。

一般而言,非进展性疾病导致严重功能障碍的早期,患者常存在多种重大功能缺陷,且有病情波动的风险。此时的康复治疗,一方面需要尽早进行专业康复以最大程度恢复功能,一方面又需要保证患者的安全性,宜在综合医院病房进行。以脑卒中患者为例,目前一般认为发病 1 个月内为恢复早期阶段,发病后 2～3 个月为恢复中期阶段,4～6 个月为恢复后期阶段,超过 6 个月为后遗症期。恢复期康复效果明显优于后遗症期,需尽早进行多方面的专业康复干预。但在疾病早期,脑卒中患者常存在偏瘫、言语障碍、吞咽困难、排便障碍等,有一定病情波动风险,护理难度也较高。这时,在综合医院康复病房进行康复干预,一方面有利于全面、科学地对患者进行功能评定、制订康复方案及实施康复干预,另一方面也有利于保障患者的安全和减少护理相关并发症的发生。在综合医院进行早期康复干预的另一优点是有利于为患者制订专业的个性化康复指导方案,以便于后期在基层和社区医疗机构进行进一步康复干预。

非进展性疾病进入恢复期或后遗症期,部分功能缺陷程度较轻的患者已可回归正常家庭和社会生活。如残留有轻度的躯体不适或功能缺陷,则可能要求进一步的康复指导和间断性干预,可采用基层医院康复门诊结合家庭式康复。部分仍存在较明显功能障碍的患者(如脑卒中导致严重肢体运动功能障碍),则可采取基层康复医院、医疗护理机构和家庭病床结合的方式给予综合干预,并与三级医院康复科对接,给予必要指导。

(二)进展性疾病所致老年人失能的康复需求和对策

阿尔茨海默病、帕金森病等疾病呈进展性病程,患者的功能缺陷随疾病进展不可逆地逐渐加重,直至完全失去生活自理能力。此类患者在疾病早中期,仍有一定的生活自理能力,主要失能表现为特征性的运动、认知等功能障碍,可能伴随焦虑抑郁等情绪问题和猜疑、易激惹等行为异常。主要康复需求在于针对特定功能的专业评定、干预、指导教育和获得辅具支持。可由三级医院康复科进行评定、制订方案,并进行指导,具体干预需要结合三级康复机构的资源进行。而在疾病晚期,患者功能往往退行严重,可至完全不具备生活自理能力(如卧床、需要留置鼻胃管进食、不能自主排便),需求重点转至护理和基本功能的被动康复,可结合家庭病床、基层康复护理结构等资源进行康复干预和护理。对于老年进展性疾病患者的康复干预中不应忽视的一个问题,是对于其照料者存在的失能状况和健康问题的筛查发现,并给予积极的支持帮助。

(三)非疾病导致老年人失能的康复需求和对策

除疾病外,衰老本身及其相关的个人、家庭和社会不利因素,都可能造成老年人失能和生活质量下降。对于这类老年人,可进行相关知识和康复技能科普、康复指导和心理引导干预。既往的医疗和康复系统对这一群体关注较少,但随着老龄人口数量增大,有必要给予其进一步的关注,并开展积极的康复资源整合模式的探索。

三、我国现有老年失能康复服务体系与发展方向

相对于欧美和日本等发达国家和地区,我国进入老龄化社会的时间较短。相对于欧美和日本等国家和地区在老年失能康复方面具有较完善的管理和服务制度与经验积累,目前我国老年失能康复服务体系发展时间较短,却面临着远超欧美的老年失能人口数量和较大的专业人员缺口,面临着严峻的考验。目前,我国现有老年失能康复服务体系在大多数地区均采用三级康复网络服务的模式。近年来,结合社会需求又提出了社区康复服务模式。

(一)三级康复网络

目前绝大多数地区均采取三级康复网络服务的模式。三级康复网络包含:

第一级康复,即急诊医院病房内早期康复治疗;第二级康复,即康复中心或综合医院康复科病房的恢复期康复治疗;第三级康复,即社区层面的后遗症期的康复治疗。三级康复治疗模式的确立使康复得到了推广,老年失能康复也从医院走出,走向社区和家庭。

然而,现阶段我国三级康复服务模式之间的联系尚缺乏紧密,上下级医疗机构间常不能做到及时、全面、有效的衔接。此外,目前区域康复服务体系内机构管理体系尚不健全,各医疗机构间资源整合和统筹规划较为不足,功能划分尚欠明确,不利于整体康复服务体系建设;而双向转诊不通畅,则往往加剧各综合医院内滞留大量平台期患者,而基层医院医疗资源浪费的局面。此外,社区基层医院缺乏康复专业人才,康复干预手段较单一,康复理念和技术更新乏力,以及各个地区的康复发展水平差异较大也是目前我国康复体系面临的一些问题。

因此,如何加强三级康复机构之间的资源整合相互联系,实现医疗资源合理利用,实现康复理念、技能和有康复需求的患者在网络体系内的顺畅迁移,是今后三级康复机构建设应考虑的问题。

(二)社区康复服务模式

对于如何在社区开展康复服务,于健君提出了在社区建立一种新的社区康复服务模式,即社区三级康复,又称"小三级"康复治疗服务模式。其中,社区一级康复是指患者在社区卫生服务中心进行的康复治疗;社区二级康复是指在社区卫生服务中心下属卫生站(社区康复站)进行的康复治疗;社区三级康复是指在家庭进行的家庭康复治疗。基于社区的康复服务模式,为失能老年人的康复带来了另一种新的可能。老年康复是一个长期漫长的过程。以脑卒中为例,80%的患者主要在家庭中进行长期康复。康复的目的是使患者回归家庭和社会。社区和家庭康复使失能老年康复更加便捷和个性化,老年人在社区和家庭中可以得到家人和社区居民的帮助和关怀,对于本身功能的恢复而言也很有帮助,同时减少了不必要的资源浪费。

但是,目前社区康复服务模式的推广还十分有限,社区康复流程的规范性仍有欠缺。对于失能老年人的社区康复效果,缺乏相应的客观评估方法和阶段性的康复目标。如何积极调动患者、家属的参与,建立患者、家属和多学科团队共同参与的社区康复模式,并与上级医疗机构有效对接,获得比较理想的康复指导,是社区康复服务模式今后需要重点关注和解决的问题。

此外,社区康复由于技术水平有限,目前可利用的康复医疗设备、可开展的干预措施还比较有限。故而,与上级康复机构一起,进行"康复适宜技术"的修订和推广就显得尤为重要。所谓"适宜技术",是指简单易行、成本低廉、因地制宜、因陋就简，能够走出医院，送到社区，便于社区医务工作者、残疾人及其家属掌握，可以使广大群众受惠的技术。许多学者认识到，应该对患者家属及护工进行相关的康复知识培训与指导，充分发挥他们督促及协助康复治疗的作用，把康复治疗贯穿于患者的日常生活活动之中。"康复适宜技术"对于老年失能患者及其照料者来说，简单、易行且实用，有利于进行长期家庭化的康复训练以改善失能状态。这也是社区康复体系可努力改进的重要方向。

结合三级康复医疗机构的"大三级"和社区康复机构的"小三级"，可形成健全的三级康复网络，并以一级社区康复卫生中心作为"拐点"衔接两层三级康复机构，实现患者回归家庭、回归生活。

附录 山东省老年人家庭卫生服务调查问卷

问卷编码＿＿＿＿＿＿＿＿＿＿

家庭地址：＿＿＿＿＿＿县（市/区）＿＿＿＿＿＿乡镇（街道）＿＿＿＿＿＿＿＿＿

村（居委会）＿＿＿＿＿＿＿＿＿＿＿＿＿

户主姓名：＿＿＿＿＿＿＿＿＿＿＿＿ 联系电话：＿＿＿＿＿＿＿＿＿

调查时间：2017 年＿＿＿＿月＿＿＿＿日

调查员（签名）：＿＿＿＿＿＿＿＿ 审核员（签名）：＿＿＿＿＿＿＿＿

调查员入户致辞

尊敬的居民：

您好！我们是山东第一医科大学"山东省老年人家庭卫生服务调查研究"的调查员。

此次家庭卫生服务调查的主要目的是了解老年人健康状况和医疗卫生服务需要与利用情况，以便为我国制定相关卫生政策，提高老年人健康福利，改善老年人健康水平提供参考依据。本次调查的所有内容仅用于人群统计分析，不针对个人，我们将对您和您家人的信息予以保密。希望您能如实回答下面的问题，非常感谢您的支持与配合。

一、家庭及个人基本情况（由被调查户中最熟悉家庭情况的人回答）

被调查成员代码（01是户主，其他按调查顺序自行确定，成员代码一旦确定，不能更改）

编号	问题	01 户主	02	03	04
1	该成员与户主（01）的关系：(1)户主本人 (2)配偶 (3)子女及其家人 (4)父母 (5)岳父母/公婆 (6)兄弟/姐妹 (7)其他				
2	近6个月内有几人在家里生活居住？____人	—	—	—	—
3	近6个月内住在您家里，但户口不在您家的人数（包括亲友、保姆等）？____人	—	—	—	—
4	是否空巢或独居？(1)空巢 (2)独居 (3)否 (4)=(1)+(2)				
5	性别：(1)男 (2)女				
6	年龄（周岁）				
7	身高 ____cm				
8	体重 ____kg				
9	腰围 ____cm				
10	臀围 ____cm				
11	属相：(1)鼠 (2)牛 (3)虎 (4)兔 (5)龙 (6)蛇 (7)马 (8)羊 (9)猴 (10)鸡 (11)狗 (12)猪				
12	民族：(1)汉族 (2)回族 (3)其他民族				
13	宗教信仰：(1)不信教 (2)佛教 (3)伊斯兰教 (4)道教 (5)基督教 (6)其他宗教				
14	受教育程度：(1)没上过学 (2)小学 (3)初中 (4)高中 (5)技工学校 (6)中专（中技）(7)大专 (8)本科及以上				

续表

15	受教育年限（多少年）			
16	婚姻状况：(1)未婚 (2)已婚 (3)丧偶 (4)离婚 (5)其他			
17	目前就业状况：(1)在业(有劳动收入) (2)退(离)休 (3)无业(无收入)			
18	退休前职业类型:(1)各类专业、技术人员 (2)机关、党群及事业单位负责人 (3)办事人员和有关人员 (4)商业、服务业人员 (5)农林牧副渔劳动者 (6)生产运输和部分体力劳动者 (7)个体工商户 (8)其他劳动者			
19	医保方式:(1)城镇职工医保 (2)居民医保一档 (3)居民医保二档 (4)其他 (5)无			
20	有无商业医疗保险(1)有(直接填保费____元) (2)无(直接填"0")			
21	您是否被列为贫困户？(1)是 (2)否			
22	您是否被列为低保户？(1)是 (2)否			
23	您是否为政府的医疗救助对象？(1)是 (2)否(跳转24) 如是，其中过去一年内获得的各类医疗救助金分别为多少元？ 其中：大病保险救助 商业保险救助 社会救助(企业捐助，个人及团体捐助等) 民政救助(政府)			
24	若是贫困户或低保户，您认为导致经济困难的最主要原因是什么？(1)年老体弱 (2)自然条件差或灾害 (3)因疾病损伤劳动能力 (4)因治疗疾病病 (5)残疾残障 (6)人为因素 (7)其他			

续表

25	农村居民:近6个月内您是否在外地打工(如经商,打工等)? (1)是 (2)否
26	城市居民:近6个月内您是否在做第二职业(如经商,传达室等)? (1)是 (2)否
27	居住地(调查员自填):(1)农村 (2)乡镇 (3)城市
28	对于常见病、多发病等疾病(门诊就医),您通常主要去哪类医疗机构就医? (1)诊所 (2)村卫生室/社区卫生服务站 (3)乡镇卫生院/社区卫生服务中心 (4)县级医疗机构 (5)市级以上医疗机构 (6)中医类医疗机构 (7)民营医院 (8)其他
29	对于常见病、多发病等疾病,您通常从哪类医疗机构购买药物?(单选) (1)村卫生室/社区卫生服务站 (2)乡镇卫生院/社区卫生服务中心 (3)医保定点药店 (4)非医保定点药店 (5)县级及以上医疗机构 (6)私人诊所 (7)其他
30	如您去非医保定点药店购买,最主要原因是:(1)方便 (2)价格便宜 (3)品种多 (4)其他
31	如您去县级及以上医疗机构购买药物,最主要原因是:(1)药品种类全 (2)技术水平高 (3)报销比例差距不大 (4)基层医疗机构无所需药品 (5)其他
32	从您家到村卫生室(社区卫生服务站)有_____米?
33	需_____分钟?(以步行或搭乘交通工具等容易获得的最快方式)
34	从您家到乡镇卫生院(社区卫生服务中心)需多少分钟?(条件同上)
35	从您家到县(区)级医疗机构需多少分钟?(条件同上)
36	您家里是否已连接网络? (1)是 (2)否

续表

37	您家是否有电脑？(1)有，能上网 (2)有，不能上网 (3)无
	如是，上网，您是否经常上网？(1)是 (2)否
	如是，上网最主要目的：(1)看新闻 (2)打牌、下棋等游戏娱乐 (3)学习知识 (4)聊天 (5)其他
	如是，您平均每天上网多长时间（分钟）？
38	您是否有手机，固定电话？(1)普通手机 (2)智能手机 (3)固定电话 (4)无
39	您是否经常使用QQ或微信等？(1)是 (2)否
40	您2016年个人收入约为_____元？（城镇居民为可支配收入，农村居民为纯收入）
	您2016年收入来源：
	(1)务农（农林牧副渔）收入_____元
	(2)打工收入_____元
	(3)养老补贴（补助）_____元
	(4)离退休金（含工资收入）_____元
	(5)子女赡养/亲属馈赠_____元
	(6)投资收入（房租、地租、股票、证券等）_____元
	(7)民政救助_____元
	(8)个体经营收入（商业、养殖、生产加工、运输等）_____元
	(9)子女垫付医疗费_____元
	(10)其他_____元

续表

41	自评经济富足状况:(1)富足,无须为生计担忧 (2)不富足,但不太担心生计 (3)不富足,有点担心生计 (4)匮乏,非常担心生计
42	您目前有无储蓄:(1)有 (2)无
43	您目前有无欠款:(1)有 (2)无
44	您2016年个人各类消费支出共为多少元?(食品、医药费、烟酒、通讯费等) 其中:食品支出多少元? 看病吃药等自付医疗费用支出多少元? 保健品支出多少元? 人情往来支出多少元?
45	您认为最近身体总体健康状况如何?(1)非常好 (2)较好 (3)一般 (4)较差 (5)很差
二、个人生活方式(饮食习惯与生活方式)	
46	您喜食下列哪些食物?(可多选) (1)甜食 (2)肉类 (3)油炸食物 (4)熏烤食品 (5)高盐食品 (6)都不喜欢
47	您的一日三餐是否有规律?(1)是 (2)否
48	吸烟状况:(1)从不(跳转57) (2)已戒烟____年(跳转57) (3)有时吸 (4)经常吸 (5)每天吸

续表

49	如您吸烟，累计吸烟年数是多少？
50	近一周内，您平均每天吸多少支烟？
51	您早晨醒来后多长时间吸第一支烟？(1)大于60分钟 (2)31～60分钟 (3)6～30分钟 (4)小于等于5分钟
52	您是否会在禁烟场所很难控制吸烟？(1)是 (2)否
53	您认为哪一支烟最不愿放弃？(1)晨起第一支 (2)其他时间
54	您早晨醒来后第一小时是否比其他时间吸烟多？(1)是 (2)否
55	您患病在床时仍旧吸烟吗？(1)是 (2)否
56	您平均每月的烟草费用支出为多少元？
57	饮酒情况：(1)从不(跳转64) (2)已戒酒____年(跳转64) (3)偶尔 (4)经常喝 (5)每天喝
58	您目前已经连续饮酒多少年？
59	您是否觉得应该戒掉饮酒习惯？(1)是 (2)否
60	当您被要求停止饮酒时是否感到烦躁？(1)是 (2)否
61	饮酒是否令您感到内疚或不安？(1)是 (2)否
62	清晨起床后，您是否曾先喝一杯酒来平复心情或摆脱宿醉？(1)是 (2)否
63	您平均每月的饮酒费用支出为多少元？

续表

序号	项目	
64	您平均每周锻炼多少次?(不锻炼填写"0",跳转67)	
65	您平均每次锻炼多长时间(分钟)?	
66	锻炼强度:(1)轻度(散步)(2)中度(慢跑、广场舞、太极拳等)(3)高强度(快跑等)	
67	您平均每周刷几次牙?(一周内不刷牙填"0")	
68	近12个月内,您是否进行过健康体检?(不包括因病做的检查)(1)是(2)否	
	三、日常活动能力(指长期活动能力,调查员可自行观察判断) 选项:(1)自己完全可以做(2)有些困难(3)需要帮助(4)根本无法做	
69	使用公共车辆	
70	行走	
71	做饭菜	
72	做家务	
73	吃药	
74	吃饭	
75	穿衣	
76	梳头、刷牙等	
77	洗衣	
78	洗澡	
79	购物	

续表

80	定时上厕所	
81	打电话	
82	处理自己的钱物	
83	过去1个月内您身体疼痛或不舒服方面： (1)无任何疼痛或不舒服 (2)自觉中度疼痛不舒服 (3)自觉极度疼痛或不舒服	
84	您的听力如何？(1)正常 (2)听力弱 (3)耳聋	
85	目前是否已使用助听器？(1)是 (2)否	
86	近6个月内，您说话是否有困难？(1)有 (2)无	
四、慢性病 注：慢性病指符合下列情况之一者：①调查前半年内，经过医务人员明确诊断的慢性病；②患有医生诊断的慢性病，在调查前半年内时有发作并采取了治疗措施如服药、理疗，或者一直在治疗以控制慢性病的发作等。		
87	您是否患有经医生诊断的慢性病？(1)是 (2)否(跳转130)	
88	您通常从哪类机构购买所需药物？ (1)诊所 (2)村卫生室/社区卫生服务站 (3)乡镇卫生院/社区卫生服务中心 (4)医保定点药店 (5)非医保定点药店 (6)县级及以上医疗机构 (7)其他	
89	如您去非医保药店购买，主要原因是什么？(1)价格便宜 (2)方便快捷 (3)品种多 (4)其他	

续表

编号	内容				
90	如您去县级及以上医疗机构购买，主要原因是什么？(1)药品种类齐全 (2)技术水平高 (3)报销比例差距不大 (4)基层医疗机构无所需药品 (5)其他				
91	如果在基层医疗机构免费使用基本药物，您是否会选择去基层医疗机构购买慢性病药物？(1)是 (2)否				
92	子女或亲属是否经常（服用药量的50%以上）为您购买所需药物？(1)是 (2)否				
93	您是否参加了医保门诊慢性病？(1)是 (2)否（跳转95）				
94	门诊慢性病实际报销比例：____%				
95	您是否被医生确诊患有高血压？(1)是 (2)否（跳转105）				
96	如是，您已患高血压多少年？				
97	您目前使用降压药物情况：(1)按医嘱服用 (2)必要时使用 (3)不使用（跳转98）				—
	您目前服用的降压药物名称及代码				
	第一种降压药物（名称）				
	第一种降压药物[查填高血压药品代码]				—
	第二种降压药物（名称）				
	第二种降压药物[查填高血压药品代码]				—
	第三种降压药物（名称）				
	第三种降压药物[查填高血压药品代码]				—
98	您为治疗高血压，今年上半年平均每月自付药品费用____元				
99	您平均____天测量（包括自我测量）一次血压				

续表

编号	问题	
100	您目前的血压是否正常？(1)是 (2)否 (3)不清楚	
101	自从被确诊为高血压后，您是否主动采取下列措施(多选)：(1)限盐 (2)限油 (3)低脂饮食 (4)限烟 (5)戒烟 (6)限酒 (7)戒酒 (8)体育锻炼 (9)其他	
102	过去3个月内，是否有医务人员对您进行高血压病防治(健康)指导？(1)是 (2)否	
103	过去3个月内，是否有医务人员对您的高血压病状况进行过评估？(1)是 (2)否	
104	您感觉目前的控制效果如何？(1)好 (2)一般 (3)差或较差	
105	您是否被医生确诊患有糖尿病？(1)是 (2)否(跳转114) 如是，您已患糖尿病_____年	
106	有无并发症？(1)有 (2)无	
107	您目前使用降血糖药物情况：(1)按医嘱服用 (2)必要时使用 (3)不使用(跳转109) 您目前使用降糖药物方式：(1)口服 (2)注射 (3)二者都用	
108	如口服，当下服用的降糖药物名称及代码 第一种降糖药物(名称) 第一种降糖药物[查填糖尿病药品代码] 第二种降糖药物(名称) 第二种降糖药物[查填糖尿病药品代码] 第三种降糖药物(名称) 第三种降糖药物[查填糖尿病药品代码]	— — —
109	如注射胰岛素：(1)长效胰岛素 (2)短效胰岛素(饭前注射) (3)其他情况	

续表

110	您为治疗糖尿病,今年上半年平均每月自付药品费用支出___元	
111	您平均___天测量(包括自我测量)一次血糖	
112	您感觉目前的控制效果如何? (1)好 (2)一般 (3)差或较差	
113	自从被确诊为糖尿病后,您是否主动采取下列措施:(多选):(1)限盐 (2)限油 (3)低糖饮食 (4)限酒 (5)戒烟 (6)限酒 (7)戒酒 (8)体育锻炼 (9)少食多餐 (10)其他	
114	您是否被医生确诊患有冠心病? (1)是 (2)否(跳转119) 如是,您已患冠心病___年	
115	您目前服用治疗药物情况:(1)按医嘱服用 (2)必要时服用 (3)不服用(跳转117)	
116	当下服用的药物名称及代码 第一种药物(名称) 第一种药物[查填冠心病药品代码] 第二种药物(名称) 第二种药物[查填冠心病药品代码] 第三种药物(名称) 第三种药物[查填冠心病药品代码]	
117	您为治疗冠心病,今年上半年平均每月自付药品费用___元	
118	您感觉目前的控制效果如何? (1)好 (2)一般 (3)差或较差	
119	您是否被确诊患慢性阻塞性肺疾病(包括慢性支气管炎、肺气肿、肺心病)? (1)是 (2)否(跳转121)	

续表

120	如是，您为治疗该病，平均每月自付药品费用____元
121	您是否被医生确诊患有哮喘病？(1)是 (2)否(跳转123)
122	如是，您为治疗该病，平均每月自付药品费用支出____元
123	您是否被医生确诊患有癌症？(1)是 (2)否(跳转127)
124	如是，您为治疗该病，平均每月自付药品费用支出____元
125	癌症部位:(1)肺癌 (2)胃癌 (3)肝癌 (4)肠癌 (5)乳腺癌 (6)其他[查填名称及代码]
126	您现在情况如何？(1)痊愈 (2)好转 (3)控制 (4)恶化 (5)其他
127	近6个月内，您是否患有被医生确诊的其他慢性疾病？(1)是 (2)否(跳转130)
128	第一种慢性疾病名称(如果有多种慢性病，按患病严重程度由高到低依次填写) 第一种慢性疾病名称 第一种慢性疾病代码 第二种慢性疾病名称 第二种慢性疾病代码 第三种慢性疾病名称 第三种慢性疾病代码
129	您认为基层医疗卫生机构的药物能治好您的慢性病吗？(1)完全同意 (2)比较同意 (3)同意 (4)比较不同意 (5)完全不同意
130	调查前半年内是否有过跌倒？(1)是 (2)否(跳转138)

续表

131	跌倒原因:(1)道路意外事故 (2)自我摔倒 (3)路滑 (4)疾病所致 (5)视力弱 (6)其他
132	跌倒地点:(1)道路 (2)家中 (3)其他
133	主要损伤性质:(1)表皮软组织损伤 (2)脱位 (3)骨折 (4)神经、脊髓损伤 (5)其他
134	主要损伤部位:(1)头 (2)颈 (3)躯干 (4)四肢 (5)髋 (6)其他
135	目前恢复状态:(1)治愈 (2)明显好转 (3)好转 (4)未见好转 (5)瘫痪在床 (6)其他
136	跌倒总共花费多少元?
137	因跌倒,个人自付医疗费用多少元?
五、服药依从性	
138	您是否曾经忘记服药:(1)是 (2)否
139	您是否有时不注意服药:(1)是 (2)否
140	当您自觉症状改善时,您是否曾停止服药:(1)是 (2)否
141	当您服药后自觉症状更糟时,您是否曾停止服药:(1)是 (2)否
六、基本药物制度认知	
142	您是否了解国家已经实施了基本药物制度(或药品零差价政策等)? (1)了解 (2)一般 (3)不太了解
143	您通过什么途径知道基本药物制度的?(可多选)(1)电视 (2)报纸 (3)网络 (4)药店宣传 (5)医生介绍 (6)社区宣传 (7)村干部宣传 (8)居民之间传播 (9)其他

续表

编号	问题
144	您对基本药物价格的看法：(1)较高 (2)一般 (3)较低
145	针对您的疾病,当前在基层医疗机构(社区卫生服务机构、卫生室、卫生院)能买到所需药品吗？(1)能 (2)不能
146	您感觉基本药物质量：(1)高 (2)一般 (3)较低
147	您目前觉得买药方便程度如何？(1)方便 (2)没变化 (3)不方便
148	您对基本药物的使用情况：(1)优先使用 (2)没变化 (3)有所减少
149	您对基本药物报销政策满意吗？(1)满意 (2)一般 (3)不满意
150	您觉得实行基本药物零差价能否带来实惠？(1)能 (2)不能
151	总体上,您对国家基本药物制度的印象：(1)满意 (2)一般 (3)不满意
152	基本药物支付意愿（调查员以____%为基础开始询价） 如果基本药物报销比例____%,您是否会选择在基层购买药物？(1)是 (2)否 如果基本药物报销比例____%,您是否会选择在基层购买药物？(1)是 (2)否 如果基本药物报销比例____%,您是否会选择在基层购买药物？(1)是 (2)否 如果基本药物报销比例____%,您是否会选择在基层购买药物？(1)是 (2)否
153	您对老年人在基层免费使用基本药物的态度：(1)支持 (2)无所谓 (3)反对
154	如在基层医疗机构(县级以下)免费使用基本药物,您主要选择去哪类机构购买药物？(1)村卫生室、社区卫生服务站 (2)乡镇卫生院、社区卫生服务中心 (3)医保定点药店 (4)非医保定点药店 (5)县级及以上医疗机构 (6)其他

续表

七、用药行为及评价

155	药物价格越高,效果越好,您同意吗? (1)同意 (2)不同意
156	新药肯定比老药效果好,您同意吗? (1)同意 (2)不同意
157	对同一种药物,您更偏爱购买:(1)国产药 (2)进口药
158	患病时几种药物合用一定比单用一种好,您同意吗? (1)同意 (2)不同意
159	治疗某病,用药方式可以口服、肌内注射及静脉注射,您更倾向于选择哪种? (1)口服 (2)静脉输液 (3)肌内注射 (4)听医生的 (5)无所谓
160	在价格相似情况下,您会优先选择:(1)基药 (2)非基药 (3)听医生的 (4)无所谓
161	在药效相似情况下,您会优先选择:(1)基药 (2)非基药 (3)听医生的 (4)无所谓
162	在药效相似情况下,您会优先选择:(1)西药 (2)中(成)药 (3)所医生的 (4)无所谓
163	请问您买药时是否受药品广告的影响? (1)是 (2)否 (3)不好说
164	您是否网购过药品? (1)是 (2)否
165	当您在基层医疗卫生机构就医时,医生向您推荐过药物吗? (1)是 (2)否
166	您认为基层医疗机构的药物对治病有多大帮助? (1)很大 (2)较大 (3)一般 (4)较小 (5)很小 (6)无效
167	您如何看待用药依从性? (1)重要 (2)不重要 (3)无所谓

续表

		01户主	02	03	04
168	您家是否储备一些适合您家人的药品？（1）是 （2）否				
	八、调查前两周病伤情况 注： （1）两周病伤指符合下列情况之一者：调查前14天内：①有就诊；②对病伤有医疗（如服药物或采用推拿、按摩、热敷等辅助疗法）；③因病伤、休工或卧床一天及以上的情况（老年人明显精神不振、食欲减退等）。 （2）如患有2种及以上病伤，每一种病都需要询问。				
169	调查前两周，您的身体是否有病伤情况？（1）是 （2）否（跳转199）				
170	您患的是什么病或伤（包括跌倒等）？（按照发病时间排序） [填第一种疾病名称]				
171	[查填第一种疾病代码]				
172	[填第二种疾病名称]				
173	[查填第二种疾病代码]				
174	[填第三种疾病名称]				
175	[查填第三种疾病代码]				
176	按列填写疾病：如A1、A2、A3分别代表成员01的第一、二、三种疾病，依次类推 您这次病伤是什么时候开始发病的？（1）两周内新发 （2）急性病持续到两周内 （3）慢性病持续到两周内	A1　A2　A3	B1　B2　B3	C1　C2　C3	D1　D2　D3
177	两周内，该病伤持续了几天（最长14天）？				
178	两周内，因该病伤卧床休息了几天？（无卧床：填"0"）				

续表

179	两周内，因该病伤休工了几天？（无休工，填"0"）
180	两周内，您是否因该病伤就诊过？（1）是 （2）否（跳转185）
181	两周内，为该病伤就诊过几次？
182	两周内，您是否因该病伤接受了输液治疗？（1）是 （2）否
183	两周内，为该病伤第一次就诊是在下列哪类医疗机构？ （1）诊所 （2）村卫生室 （3）卫生院/社区卫生服务中心 （4）县（区）级医疗机构 （5）地市级及以上医疗机构 （6）民营医疗机构 （7）其他
184	首诊选择该机构的最主要原因：（1）两周前就医持续 （2）距离近 （3）交通便利 （4）价格低 （5）技术水平高 （6）有熟人 （7）信任 （8）专科特色 （9）其他
185	最近一次就诊是否进行了预约？（1）是 （2）否（跳转187）
186	如是，通过下列哪种途径？ （1）网络预约挂号 （2）电话预约挂号 （3）医生诊间预约 （4）其他
187	最近一次就诊如选择县级及以上医疗机构，是否经过转诊？（1）是（有转诊单）（2）否
188	最近一次就诊门诊自付费用支付方式：（1）现金 （2）医保卡 （3）非现金 （4）赊账
189	您认为最近一次就诊候诊时间长短如何：（1）短 （2）一般 （3）较长
190	您认为最近一次就诊的花费如何：（1）不贵 （2）一般 （3）贵
191	两周内就诊费用总共多少元？
192	其中，自己实际支付了多少钱（元）？（不包括报销及个人医疗账户中支出的部分）

续表

193	两周内，就诊总共花费了多少交通、食宿、陪护、误工等其他相关费用（元）？							
194	两周内患病未就诊的原因（单选）： （1）两周前就医，遵医嘱持续治疗中 （2）自感病轻 （3）经济困难 （4）就诊麻烦 （5）无时间 （6）交通不便 （7）无有效措施 （8）其他原因							
195	两周内，您是否进行过自我医疗？（1）是 （2）否（跳转199）							
196	如您自我医疗，是否使用了药物？（1）是 （2）否							
197	您自我医疗的药物是从哪里来的（最多可选两项）：（1）两周内新买的 （2）家里原有的 （3）其他							
198	如自我医疗的药物是两周内新买的，买药自己支付了多少钱（元）？（不包括报销及个人医疗账户中支出的部分）							
九、调查前一年住院情况 下列内容询问调查前一年内有住院经历的成员，由调查员从第一列开始按顺序填写，若住院次数为2次及以上者，每一次住院情况都要询问								
199	近12个月内，您是否有医生诊断需住院而您未住院的情况？（1）是 （2）否（跳转202）							
200	共有几次？（同一种疾病医生多次诊断，计为1次）							
201	您最近一次需住院而未住院的原因（单选）： （1）没必要 （2）无有效治疗措施 （3）经济困难 （4）医院服务差 （5）无时间 （6）无床位 （7）医保限额 （8）其他							

续表

编号	问题		A1	A2	A3	B1	B2	B3	C1	C2	C3	D1	D2	D3
202	近12个月内,您是否因病伤、体检等原因住过医院?(1)是 (2)否(跳转229)													
203	如住院,住了____次													
204	您这次住院的原因:(1)疾病 (2)损伤中毒 (3)康复 (4)其他													
205	您患的是什么病或伤等?(按照住院时间顺序,由最近往前排;填疾病名称,查填疾病代码)	第一种疾病名称												
		第一种疾病代码												
		第二种疾病名称												
		第二种疾病代码												
		第三种疾病名称												
		第三种疾病代码												
206	按列填写主要疾病(如A1,A2,A3分别代表成员01的第一、二、三种疾病)	住院天数(天)												
		住院费用多少元?												
		其中药品费用多少元?												
		住院费用实际报销多少元?												
		住院自付费用多少元?												
		因住院支付的交通、食宿、陪护、误工等费用多少元?												

续表

编号	题目					
207	您选择在下列哪类医疗机构住院:(1)卫生院 (2)社区卫生服务中心 (3)县(区)级医疗机构 (4)地市级及以上医疗机构 (5)省级医疗机构 (6)民营医疗机构 (7)其他					
208	您选择来这里住院的最主要原因:(1)报销比例高 (2)距离近 (3)交通便利 (4)价格低 (5)医疗技术水平高 (6)有熟人 (7)对医生信任 (8)专科特色 (9)其他					
209	等候入院的时间(当天入院填一天) ___天					
210	住院期间您是否做过手术?(1)是 (2)否					
211	本次出院是由于:(1)病愈医生要求 (2)病未愈医生要求 (3)自己要求 (4)其他					
212	如您自己要求出院,最主要原因是(单选):(1)病情好转 (2)无有效治疗措施 (3)经济困难 (4)花费太多 (5)医院设施差 (6)服务态度不好 (7)医生技术一般 (8)自己太忙,没有时间 (9)其他					
213	询问最近一次住院是否经过预约?(1)是 (2)否(跳转220)					
214	如预约,预约途径:(1)网络预约 (2)电话预约 (3)医生诊间预约 (4)子女预约 (5)其他					
215	您倾向于下列哪种预约挂号方式?(1)网络预约 (2)电话预约 (3)医生诊间预约 (4)子女预约 (5)其他					
216	您使用过网上预约挂号系统吗?(1)用过(跳转218) (2)未用过					

续表

编号	问题
217	如您未用过网上预约挂号系统,原因是:(1)不可及 (2)不会使用 (3)不知道
218	您用过,您对网上预约挂号系统满意度如何?(1)满意 (2)一般 (3)不满意
219	从预约到实际住院经历了多长时间(天)?
220	您来这里住院是否经过转诊:(1)是(有转诊单) (2)否(跳转223)
221	如被住上转诊,从哪里转诊来:(1)村卫生室(社区卫生服务站,诊所) (2)乡镇卫生院 (3)社区卫生服务中心 (4)二级医院 (5)三级医院 (6)专科医院 (7)民营医院
222	如被住下转诊,从哪里转诊来:(1)三级医院 (2)二级医院 (3)专科医院 (4)其他
223	如果您在大医院住院治疗病情稳定后,是否愿意转诊到下级医院?(1)如果病情好转,我会主动提出转到下级医院接受治疗 (2)如果医生强烈建议,我愿意接受向下转诊 (3)我不太愿意向下转诊 (4)其他
224	如您愿意,从上级医院下转的最主要原因是:(1)住院费用低 (2)医保报销比例高 (3)与上级医院有业务联系 (4)离家近方便 (5)其他
225	如不愿意从上级医院下转的最主要原因是:(1)基层医疗技术水平较差 (2)转诊手续繁琐 (3)医生和医院不支持转诊 (4)基层医院药品种类不全 (5)对基层医院服务态度不满意 (6)其他
226	您对双向转诊的满意程度?(1)满意 (2)一般 (3)不满意
227	住院期间是否雇人在医院陪护您?(1)是 (2)否(跳转229)

续表

编号	问题			
228	如有偿陪护，陪护费用多少元？			
十、长期护理服务需求情况				
229	您喜欢哪类养老方式？(1)居家养老 (2)社区养老 (3)机构养老 (4)其他			
230	如您喜欢社区养老服务，每月最多愿意支付多少钱(元)？			
231	如您喜欢机构养老服务，每月最多愿意支付多少钱(元)？			
232	您目前是否需要长期护理(照料)服务：(1)是 (2)否			
233	如需要，主要原因：(1)年老体弱 (2)疾病 (3)伤残 (4)日常生活不能自理 (5)其他			
234	您需要护理的服务项目包括(可多选)：(1)专业护理 (2)家政服务 (3)基本医疗 (4)血压、血糖等疾病监测服务 (5)氧气吸入 (6)药物注射 (7)服药指导 (8)导管护理 (9)保健咨询 (10)康复指导 (11)临终护理 (12)其他			
235	您倾向于哪类护理服务：(1)非专业护理 (2)专业护理			
十一、幸福感与生活满意度				
幸福感选项：(1)表示非常不同意 (2)表示不同意 (3)表示有些不同意 (4)表示既不同意也不反对 (5)表示有些同意 (6)表示同意 (7)表示非常同意				
236	我的生活大致符合我的理想			
237	我的生活状况非常圆满			
238	我对我的生活感到满意			
239	到目前为止，我已获得了生活中我想要的重要的东西			

续表

序号	项目						
240	如果我再活一回,我也几乎不会对现有生活做任何改变						
	生活满意度选项:(1)很不满意 (2)不太满意 (3)一般 (4)比较满意 (5)很满意						
241	对得到的帮助						
242	对人际关系						
243	对娱乐活动						
244	对家庭收入支出						
	十二、心理健康状况 选项:(1)几乎没有 (2)偶尔 (3)有些时候 (4)大部分时间 (5)所有时间						
245	您是否经常无缘无故地感觉到劳累?						
246	您是否经常感到很紧张?						
247	您是否经常感到紧张得没有什么事情可以使您平静下来?						
248	您是否经常感到很无助?						
249	您是否经常感到休息不好且很不安?						
250	您是否经常感到坐立不安?						
251	您是否经常感到很沮丧?						
252	您是否经常感觉做任何事都很困难?						
253	您是否经常感到任何事情都不能激起你的兴趣?						

续表

254	您是否经常感到很无聊？
255	您的性格：(1)内向 (2)外向 (3)介于两者之间 (4)不清楚
256	您是否有知心朋友？(1)有 (2)无
257	您对周围人的信任程度：(1)信任 (2)一般 (3)不信任
258	您的生活是否单调乏味，没有什么业余爱好？(1)是 (2)否
259	您对人生感到消极吗？(1)是 (2)否 (3)说不清
260	平时感觉生活的压力情况：(1)很大 (2)较大 (3)一般 (4)较小 (5)无
261	您过去两年的工作和生活中有无遇到过重大挫折或者意外不幸？(1)有 (2)无
十三、生命质量	选项：(1)非常差 (2)差 (3)一般 (4)好 (5)非常好
262	近一个月内您的身体状况怎样？
263	近一个月内您的精神心理状况怎样？
264	近一个月内您的经济状况怎样？
265	近一个月内您的工作(做衣活等)状况怎样？
266	近一个月内您与家人的关系怎样？
267	近一个月内您与其他人的关系怎样？

十四、自我心理量表

测量您的平常状态，根据您的真实反应情况填写

选项：(1)完全不符合 (2)基本不符合 (3)基本符合 (4)完全符合

续表

编号	项目					
268	我对朋友很慷慨					
269	我很快能从困境中恢复过来					
270	我喜欢处理那些新的或者与众不同的事情					
271	我通常能给人们留下好印象					
272	我敢于尝试新鲜事物					
273	我被认为是一个精力充沛的人					
274	我喜欢采用不同的方式去解决问题					
275	我比别人有更强的好奇心					
276	我遇到的大部分人都很可爱					
277	我通常会在行动前仔细思考					
278	我喜欢做新颖项目与众不同的事情					
279	我的日常生活充满着让我感兴趣的事情					
280	我认为我自己是一个相当个性的人					
281	我能够迅速从气愤中恢复过来					

十五、一般自我效能感量表

您平时对自己的一般看法。根据您的实际感受填写

选项:(1)完全不正确 (2)有点正确 (3)多数正确 (4)完全正确

| 282 | 如果我尽力去做的话,我总是能够解决问题的 | | | | | |
| 283 | 即使别人反对我,我仍有办法取得我所要得的 | | | | | |

续表

编号	内容
284	对我来说，坚持理想和达成目标是轻而易举的
285	我自信能有效地应付任何突如其来的事情
286	以我的才智，我定能应付意料之外的情况
287	如果我付出必要的努力，我一定能解决大多数的难题
288	我能冷静地面对困难，因为我信赖自己处理问题的能力
289	面对一个难题时，我通常能找到几个解决方法
290	有麻烦的时候，我通常能想到一些应付的方法
291	无论什么事在我身上发生，我都能应付自如
292	在紧急情况下（如生病住院），您能否借到2000元？(1)能 (2)否
	十六、孤独感状况 下面是人们有时会出现的一些感受。对每项描述，请指出您具有那种感觉的频度
293	有无兄弟姐妹？(1)有 (2)无
294	如有：_____
295	日常是否与子女经常交流？(1)是 (2)否 (3)无子女
296	缺少别人的陪伴：(1)从不 (2)很少 (3)有时 (4)一直
297	没有人可以寻求帮助：(1)从不 (2)很少 (3)有时 (4)一直
298	我是一个愿意交朋友的人：(1)从不 (2)很少 (3)有时 (4)一直
299	我感到被冷落：(1)从不 (2)很少 (3)有时 (4)一直

续表

编号	内容		
300	我感到和其他人疏远了:(1)从不 (2)很少 (3)有时 (4)一直		
301	当我想要的时候,我能找到人陪我:(1)从不 (2)很少 (3)有时 (4)一直		
302	我因为很少与别人来往而感到伤心:(1)从不 (2)很少 (3)有时 (4)一直		
303	虽然身边有人陪,但没人关心我:(1)从不 (2)很少 (3)有时 (4)一直		
304	我感到孤独:(1)从不 (2)很少 (3)有时 (4)一直		
十七、意念、计划、企图情况			
305	您是否曾经有过自伤(自残)?(1)是 (2)否		
306	您是否曾经认真地考虑过想死?(1)是 (2)否		
307	在过去12个月中,您是否有过这种想法?(1)是 (2)否		
308	您是否曾经做过自杀的计划?(1)是 (2)否		
309	如果上题的答案为"是",那么在过去12个月中,您是否做过这种计划?(1)是 (2)否		
310	您是否曾经有过自杀行为?(1)是 (2)否		
311	如果上题的答案为"是",那么在过去12个月中,您是否有过自杀行为?(1)是 (2)否		

参考文献

一、中文文献

[1]黄希庭.大学生心理健康教育[M].上海:华东师范大学出版社,2004.

[2]金瑜.心理测量[M].上海:华东师范大学出版社,2001.

[3]李鲁.社会医学[M].3版.北京:人民卫生出版社,2003.

[4]卫生部统计信息中心.2008中国卫生服务调查研究[M].北京:中国协和医科大学出版社,2009.

[5]阎云翔.私人生活的变革[M].上海:上海人民出版社,2017.

[6]胡寒春.青少年核心心理弹性的结构及其特征[D].长沙:中南大学,2009.

[7]黄海.大学生孤独感现状及其影响因素的研究[D].南昌:江西师范大学,2004.

[8]雷鹏.中国居民健康相关生命质量研究[D].上海:复旦大学,2011.

[9]李蒙.2010～2013年广西原发性肝癌经济负担的研究[D].南宁:广西医科大学,2014.

[10]王淑康.城市社区老年人规律体育活动行为的社会生态学探索及健康干预策略研究[D].济南:山东大学,2012.

[11]王煜.中国居民健康相关生命质量及其对卫生服务利用影响的研究[D].北京:北京协和医学院,2010.

[12]席居哲.基于社会认知的儿童心理弹性研究[D].上海:华东师范大学,2006.

[13]肖思.武汉市肺癌患者疾病经济负担及医疗保障制度对其影响研究[D].武汉:华中科技大学,2008.

[14]蔡乐,舒占坤,陆义春,等.昆明市农村居民超重和中心性肥胖与心血管疾病的相关性研究[J].现代预防医学,2010,37(19):3601-3602.

[15]陈亮,姬乃春,郑永才,等.论人口负债期的健康老龄化——陕西农村老年人体质健康[J].中国老年学杂志,2014,34(1):166-167.

[16]陈娜,李宁秀,高博,等.成都市社区老年人口生命质量及其影响因素分析[J].现代预防医学,2012,39(15):3904-3907.

[17]陈德喜,高月霞,陆青云.南通市老年人生活质量的影响因素[J].中国老年学,2012,32(23):5226-5228.

[18]陈姝娟,周爱保.心理与行为研究[J].2003,1(3):214-217.

[19]陈小芳,汪国成,薛小玲,等.阶段性改变模式在促进高血压患者规律运动的效果研究[J].护士进修杂志,2011,26(19):1373-1379.

[20]丁新华,王极盛.青少年主观幸福感研究述评[J].心理科学进展,2004,12(1):59-66.

[21]段建华.主观幸福感概述.心理学动态[J].1996,4(1):46-51.

[22]范文立.不同运动强度对老年人心血管功能的影响[J].北京体育大学学报,2006,29(6):791-792.

[23]费加明,刘志民.规律体育行为提升老年人生命质量的研究[J].中国医药导报,2014,11(20):153-157.

[24]高月霞,徐程,刘国恩.社会支持对老年人健康相关生命质量影响研究——基于南通的实证[J].人口与发展,2013,19(4):73-81.

[25]官海静,刘国恩.中国四地城乡居民生命质量的比较分析[J].中国卫生经济,2015,34(2):5-12.

[26]郭惠玲.由心至身:阶层影响身体的社会心理机制[J].社会,2016(2):146-166.

[27]国家体育总局.2014年国民体质监测公报[R].国家体育总局体育信息中心,2015,11.

[28]龚群英.大学生孤独感与依恋类型的相关性研究[J].内江师范学院学报,2008(8):31-32.

[29]何瑛.重庆大学生主观幸福感状况及影响因素[J].重庆师专学报,2000,19(2):35-38.

[30]胡月琴,甘怡群.青少年心理韧性量表的编制和效度验证[J].心理学报,2008,40(8):902-912.

[31]黄荣.社会生态学视域下的陕南城区老年人规律体育生活影响因素分析[J].吉林省教育学院学报,2014,30(8):147-148.

[32]李婷,张闫龙.出生队列效应下老年人健康指标的生长曲线及其城乡差异[J].人口研究,2014(2):18-35.

[33]李传银,王燕.孤独心理研究的回顾[J].社会心理研究,1999,35-44.

[34]李侗桐,方任飞,谢铮.北京市老年人生命质量的社会决定因素[J].北京大学学报(医学版),2014,46(3):450-454.

[35]李艺敏,蒋艳菊,李新旺.大学生孤独感结构研究[J].心理科学,2006,29(2):465-468.

[36]林海英.老年病人用药依从性的研究进展[J].家庭护士,2006,18:55-56.

[37]刘琪,冯曦兮,廖江.2012年成都市某社区老龄人口生命质量及其影响因素研究[J].成都医学院学报,2014,9(4):502-504.

[38]刘艳,高建民.中国西部地区农民健康生命质量研究[J].中国医学伦理学,2010,23(4):100-101.

[39]刘桂兰,马林山.绘画心理投射测验对玉树灾后学生心理状态评估与治疗作用的探讨[J].青海医药杂志,2012,4(3):2-4.

[40]刘仁刚,龚耀先.老年人主观幸福感与应激水平的相关性研究[J].中国心理卫生杂志,2001,1:28-30.

[41]陆洛.中国人幸福感之内涵、测量及相关因素探讨[J].台湾科学委员会研究集刊:人文及社会科学,1998,8(1):125-137.

[42]吕薇.高职生依恋风格与孤独感的相关研究[J].中国学校卫生,2007,28(7):65-66.

[43]吕红亮,赵少峰,谢小萍,等.四川省16 866例肺癌患者住院费用影响因素分析[J].中国循证医学杂志,2013,13(11):1283-1287.

[44]马纪林,赵学军,李玉丽.松江区方松街道社区老年人生命质量及影响因素分析[J].中国初级卫生保健,2013,27(2):5-8.

[45]秦宇,张海瑞,朱丽娜.欧洲五维健康量表在大连市60岁以上人群生命质量评估中的应用[J].中华预防医学,2014(9):805-808.

[46]沈爱宗,陈飞虎,陈礼明.患者治疗依从性的研究进展[J].医药导报,2005,8:712-714.

[47]施华芳,姜冬九,李乐之.病人依从性的研究进展[J].中华护理杂志,2003,2:54-56.

[48]世界卫生组织.关于老龄化与健康的全球报告[R].2016.

[49]孙艳玲,郭斯萍,李海红.大学生幽默风格与孤独感关系研究[J].中国健康心理学杂志.2009,17(2):153-155.

[50]谭雪晴.贫困大学生孤独感特点及相关因素研究[J].现代预防医学，2009,36(8):33-34.

[51]唐民.大学生应付方式与孤独感的相关分析[J].中国健康心理学，2007,15(3):229-231.

[52]汪晓刚,陈卓.孤独的概念辨析[J].保健医学研究与实践,2007,81-84.

[53]王甫勤.社会经济地位、生活方式与健康不平等[J].社会，2012(2):78-101,244.

[54]魏蒙,王红漫.中国老年人失能轨迹的性别、城乡及队列差异[J].人口与发展，2017(5):74-98.

[55]魏蒙,王红漫,王晓军.中国不同特征老年人失能轨迹差异分析[J].中国公共卫生，2017(3):1-4.

[56]巫锡炜.中国高龄老人残障发展轨迹的类型:组基发展建模的一个应用[J].人口研究，2009(4):54-67.

[57]武轶群,刘括,唐迅,等.采用欧洲五维健康量表测量北京郊区老年人健康效用的实证研究[J].北京大学学报:医学版,2012,44(3):397-402.

[58]席居哲,左志宏.心理韧性研究诸进路[J].心理科学进展,2012,20(9):1426-1447.

[59]肖惠敏,姜小鹰,陈晓春.高血压病人服药依从性的研究进展[J].中华护理杂志,2003,1:47-48.

[60]辛自强,池丽萍.快乐感与社会支持的关系[J].心理学报,2001,5:442-447.

[61]徐迎利,陈旭,李田伟.大学生孤独感、社会支持与自信的关系[J].西北医学教育,2006,12(6):737-739.

[62]许书萍,张梦竹.吸毒人员子女心理弹性的质性研究[J].心理科学,2009,32(2):466-468.

[63]杨震,张媛媛,夏文豪.规律运动增加内皮祖细胞数量和功能改善衰老血管弹性[J].中国组织工程研究,2013,17(15):2723-2728.

[64]尹德挺.中国高龄老人生活自理能力纵向动态研究[J].人口学刊,2007(6):27-32.

[65]余苗梓,李董平,王才康.大学生孤独感与自我隐瞒、自我表露、应对方式和社会支持的关系[J].中国心理卫生杂志,2007,21(11):747-794.

[66]袁立新,张积家.大学生完美主义与人际问题、孤独感的关系[J].中国临床杂志,2007,15(4):47-51.

[67]张丽,王健,黄飞.山东省农村居民收入水平与生命质量的关系研究

[J].中国卫生事业管理,2014,31(1):51-53.

[68]张敏,卢家楣.青少年情绪弹性的研究报告[J].心理科学,2010,33(1):24-27.

[69]张强,张琼,李宁秀.成都市城市社区老年人生命质量及影响因素分析[J].卫生研究,2007,36(5):584-586.

[70]张智.农村2型糖尿病治疗依从性调查及对策探讨[J].中国初级卫生保健,2010,7:79-80.

[71]张河川,李澜仙.183名高校中年教师身心健康与主观幸福感的相关分析[J].中国健康教育,1998,14(3):13-16.

[72]张军芳.影响高血压服药依从性相关因素调查[J].中国误诊学杂志,2010,22:5527.

[73]张席焌.日常生活活动功能评量之四十年回顾[J].台湾复健医志,2006(2):63-71.

[74]张忠兴.规律体育活动对城市空巢家庭女性老人生活质量的影响[J].南阳师范学院学报,2015,14(6):33-36.

[75]赵连成,李莹.中国成人中心性肥胖腰围身高比值的适宜切点的研究[J].中国预防医学杂志,2012,13(7):481-485.

[76]郑雄飞.身份识别、契约优化与利益共享——我国养老保险的制度变迁与路径探索[J].社会学研究,2016(1):98-122.

[77]中国共产党第十八届中央委员会第三次全体会议公报[R].中国政府网,2013,11.

[78]周伟,崔颖,杨丽.中西部农村地区老年人健康相关生命质量及其影响因素[J].中国老年学,2012,32(19):425-426.

[79]周忠良,周志英,厉旦,等.陕西省城乡居民健康相关生命质量研究:基于EQ-5D量表效用值的测算[J].中国卫生经济,2015,34(2):13-16.

[80]庄秀美.预防照顾的概念及其相关课题[J].社区发展季刊,2013(141):187-202.

二、外文文献

[1]Abdin E,Subramaniam M,Vaingankar J A,et al. Measuring health-related quality of life among adults in Singapore:population norms for the EQ-5D[J].Qual Life Res,2013,22(10):2983-2991.

[2]Alkire B C, Shrime M G, Dare A J, et al. Global economic consequences of selected surgical diseases:a modelling study [J]. Lancet Glob

Health，2015，3(S2)：S21-S27.

[3]Ashers R，Hymel S，Renshaw P D. Loneliness in children[J]. Child Development，1984，55：1456-1464.

[4]Barbara Starfield. Health services research：a working model[J]. The New England Journal of Medicine，1973，7：132-135.

[5]Block J，Kreman A M. IQ and Ego-resiliency：conceptual and empirical connections and separateness[J]. Journal of Personality and Social Psychology，1996，70(2)：349-361.

[6]Bloom D E, Cafiero E, Janellopis E, et al. The global economic burden of noncommunicable diseases[R]. Pgda Working Papers，2012.

[7]Brooks R. Euro Qol：the current state of play[J]. Health Policy，1996，37：53-72.

[8]Burke L E, Dunbar-Jacob J M, Hill M N. Compliance with cardiovascular disease prevention strategies：a review of the research[J]. Ann Behav Med，1997，19(3)：239-263.

[9]Chouaid C, Molinier L, Combescure C, et al. Economics of the clinical management of lung cancer in France：an analysis using a markov model[J]. Br J Cancer，2004，90(2)：397-402.

[10]Cicchetti D，Rogosch F A. Personality，adrenal steroid hormones，and resilience in maltreated children：a multilevel perspective[J]. Personality Psychopathol，2007(19)：787-809.

[11]Clabaugh G，Ward M M. Cost-of-illness studies in the United States：a systematic review of methodologies used for direct cost[J]. Value Health，2008，11(1)：13-21.

[12]Cohen J W，Monheit A C，Beauregard K M，et al. The medical expenditure panel survey：a national health information resource[J]. Inquiry，1996，33(4)：373-389.

[13]Cramer K M，Helen B O，Joanne E B. An abbreviated form of the social and emotional loneliness scale for adults[J]. Personality and Individual Differences，2000，28：1125-1131.

[14]Cutler D M，Mcclellan M. Is technological change in medicine worth it？[J]. Health Affairs，2001，20(5)：11-29.

[15]De Geest S，Dobbels F，Fluri C，et al. Adherence to the therapeutic regimen in heart，lung，and heart-lung transplant recipients[J]. J Cardiovasc

Nurs,2005，20:88-98.

[16]Diener E. Subjective well-being[J]. Psychology Bulletin, 1984, 95 (2):542-575.

[17]DK R. Patient compliance: the pharmacist's role[J]. International Journal of Pharmacy Practice, 1992, 1:9.

[18]Donovan J L, Blake D R. Patient non-compliance: deviance or reasoned decision-making? [J]. Soc Sci Med, 1992, 34(5):507-513.

[19]Emanuel E, Tanden N, Altman S, et al. A systemic approach to containing health care spending[J]. N Engl J Med, 2012, 367(10):949-954.

[20]Fein R. Economics of mental illness[J]. Am J Med Sci, 1958, 238 (3):394.

[21]Fryback D, Dunham N, Palta M, et al. US norms for six generic health-related quality-of-life indexes from the National Health Measurement study[J]. Med Care,2007,45(12):1162.

[22]Gao Y X, Xiao J, Wu X M, et al. Factor analysis on the hospitalization costs among 1666 lung cancer patients[J]. Chin J Health Stat, 2011, 28 (3):278-280.

[23]Garfield S, Barber N, Walley P, et al. Quality of medication use in primary care-mapping the problem, working to a solution: a systematic review of the literature[J]. BMC Med, 2009, 7:50.

[24] Garfield S, Clifford S, Eliasson L, et al. Suitability of measures of self-reported medication adherence for routine clinical use: a systematic review [J]. BMC Med Res Methodol, 2011, 11:149.

[25]Gerdtham U G, Clarke P, Hayes A, et al. Estimating the cost of diabetes mellitus-related events from inpatient admissions in Sweden using administrative hospitalization data[J]. Pharmacoeconomics, 2009, 27(1):81-90.

[26]Gerdtham U G, Jonsson B, Macfarlan M, et al. The determinants of health expenditure in the OECD countries: a pooled data analysis[J]. Dev Health Econ Public Policy, 1998, 6:113-134.

[27]Gerson A C, Perlman D. Loneliness and expressive communication [J]. Journal of Abnormal Psychology,1979,88:258-261.

[28]Gierveld J, Tilburg T. Manual of the loneliness scale[J]. Vrije Universiteit Amsterdam Koningslaan, 1990, 1075:22-24.

[29]Gill T M, Kurland B. The burden and patterns of disability in activi-

ties of daily living among community-living older persons[J]. Journals of Gerontology, 2003, 58 (1):70-75.

[30]Hahn S R, Park J, Skinner E P, et al. Development of the ASK-20 adherence barrier survey[J]. Curr Med Res Opin, 2008, 24(7):2127-2138.

[31]Hansen F, Anell A, Gerdtham U G, et al. The future of health economics:the potential of behavioral and experimental economics[J]. Nordic J Health Econ, 2015, 3:68-86.

[32]Hans-Werner W, Agneta F, Frank O, et al. The home environment and disability-related outcomes in aging individuals:What is the empirical evidence? [J]. Gerontologist, 2009, 49(3):355-367.

[33]Harmon G, Lefante J, Krousel-Wood M. Overcoming barriers: the role of providers in improving patient adherence to antihypertensive medications[J]. Curr Opin Cardiol, 2006, 21(4):310-315.

[34]Haynes R B, Ackloo E, Sahota N, et al. Interventions for enhancing medication adherence[J]. Cochrane Database Syst Rev, 2008, 2:CD000011.

[35]Hayo B. Happiness in transition:an empirical study on Eastern Europe[J]. Economic Systems, 2007, 31(2):204-221.

[36]Heidenreich P A, Trogdon J G, Khavjou O A, et al. Forecasting the future of cardiovascular disease in the United States:a policy statement from the American Heart Association[J]. Circulation, 2011, 123(8):933-944.

[37]Heijink R, Koopmanschap M A, Polder J. International comparison of cost of illness[M]. RIVM Centre for Public Health Forecasting, 2006, 119-129.

[38]Hennessy D A, Flanagan W M, Tanuseputro P, et al. The Population Health Model (POHEM):an overview of rationale, methods and applications[J]. Population Health Metrics, 2015, 13(1):24.

[39]Hodgson T A, Meiners M R. Cost-of-illness methodology:a guide to current practices and procedures[J]. Health Soc, 1982, 60(3):429-462.

[40]Hu D, Liu X, Chen J, et al. Direct observation and adherence to tuberculosis treatment in Chongqing, China: a descriptive study[J]. Health Policy Plan, 2008, 23(1):43-55.

[41]Javanbakht M, Mashayekhi A, Baradaran H R, et al. Projection of diabetes population size and associated economic burden through 2030 in Iran: evidence from micro-simulation markov model and bayesian meta-analysis[J].

PLo S One，2015，10(7)：e0132505.

[42]Jianming W，Hongbinh S. Direct observation and completion of treatment of tuberculosis in rural areas of China[J]. Scand J Public Health，2009，37(3)：304-309.

[43]Jin H，Wang B，Gao Q，et al. Comparison between EQ-5D and SF-6D utility in rural residents of Jiangsu Province，China[J]. Plo S one，2012，7(7)：e41550.

[44]Jo C. Cost-of-illness studies：concepts，scopes，and methods[J]. Clin Mol Hepatol，2014，20(4)：327-337.

[45]Joseph P M. A review of selected recent advances in technological forecasting[J]. Technological Forecasting and Social Change，2003(70)：719-733.

[46]Kang S，Koh E S，Vinod S K，et al. Cost analysis of lung cancer management in South Western Sydney[J]. J Med Imaging Radiat Oncol，2012，56(2)：235-241.

[47]Klarman H E. Socioeconomic impact of heart disease[J]. listing Res Cardiovasc Field，1963，10：693-707.

[48]Kopjar B，Sales A E，Pineros S L，et al. Adherence with statin therapy in secondary prevention of coronary heart disease in veterans administration male population[J]. Am J Cardiol，2003，92(9)：1106-1108.

[49]Krousel-Wood M，Islam T，Webber L S，et al. New medication adherence scale versus pharmacy fill rates in seniors with hypertension[J]. Am J Manag Care，2009，15(1)：59-66.

[50]Kruse W. Patient compliance with drug treatment—new perspectives on an old problem[J]. Clin Investig，1992，70(2)：163-166.

[51]Lau D T，Nau D P. Oral antihyperglycemic medication nonadherence and subsequent hospitalization among individuals with type 2 diabetes[J]. Diabetes Care，2004，27(9)：2149-2153.

[52]Leal J，Luengo F R，Gray A，et al. Economic burden of cardiovascular diseases in the enlarged European Union[J]. Eur Heart J，2006，27(13)：1610-1619.

[53]Lee B Y，Bacon K M，Bottazzi M E，et al. Global economic burden of Chagas disease：a computational simulation model[J]. Lancet Infect Dis，2013，13(4)：342-348.

[54]Liu G G,Wu H,Li M,et al. Chinese time trade-off values for EQ-5D health states[J]. Value in Health,2014,17(5):597-604.

[55]Long Q, Smith H, Zhang T, et al. Patient medical costs for tuberculosis treatment and impact on adherence in China: a systematic review[J]. BMC Public Health, 2011, 11:393.

[56]Luengo F R, Leal J, Gray A, et al. Cost of cardiovascular diseases in the United Kingdom[J]. Heart, 2006, 92(10):1384-1389.

[57]Malzberg B. Mental illness and the economic value of a man[J]. Ment Hyg, 1950, 34(4):582-591.

[58]Matteo L D. The macro determinants of health expenditure in the United States and Canada:assessing the impact of income, age distribution and time[J]. Health Policy, 2005, 71(1):23-42.

[59]Mh R. The meaning of compliance: patient perspectives[J]. Qualitative Health Research, 1992, 2:9.

[60]Morisky D E, Green L W, Levine D M. Concurrent and predictive validity of a self-reported measure of medication adherence[J]. Med Care, 1986, 24(1):67-74.

[61]Mushkin S J. Health as an investment[J]. J Polit Economy, 1962, 70(5):129-157.

[62]Newhouse J P. Medical care costs:how much welfare loss? [J]. J Econ Perspect, 1992, 6(3):3-21.

[63]O'Connor P J. Overcome clinical inertia to control systolic blood pressure[J]. Arch Intern Med, 2003, 163(22):2677-2678.

[64]Olivieri N F, Matsui D, Hermann C, et al. Compliance assessed by the Medication Event Monitoring System[J]. Arch Dis Child, 1991, 66(12):1399-1402.

[65]Onwuegbuzie A J,Bustamante R M,Nelson J A. Mixed research as a tool for developing quantitative instruments[J]. Journal of Mixed Methods Research,2010,4(1):56-78.

[66]Ormerod L P, Prescott R J. Inter-relations between relapses, drug regimens and compliance with treatment in tuberculosis [J]. Respir Med, 1991, 85(3):239-242.

[67]Rice D P. Estimating the cost of illness[J]. Am J Public Health Nations Health, 1967, 57(3):424-440.

[68]Rizzo J A, Simons W R. Variations in compliance among hypertensive patients by drug class: implications for health care costs[J]. Clin Ther, 1997, 19(6):1446-1457.

[69]Roberts J A. Economic evaluation of health care: a survey[J]. Br J Prev Soc Med, 1974, 28(3):210-216.

[70]Russell D, Cutrona C E, Pose J, et al. Social? and emotional loneliness: an examination of Weiss's Typology of loneliness of loneliness[J]. Journal of Personality and Social Psychology,1984,46:1313-1321.

[71]Russell D, Peplau I A, Cutrona C E. The revised UCLA loneliness scale:concurrent and discriminant Validity evidence[J]. Journal of Personality and Social Psychology,1980,39:472-480.

[72]Sadatsafavi M, Fitzgerald M, Marra C, et al. Costs and health outcomes associated with primary vs secondary care after an asthma-related hospitalization:a population-based study[J]. Chest, 2013, 144(2):428-435.

[73]Saha S, Gerdtham U G, Johansson P. Economic evaluation of lifestyle interventions for preventing diabetes and cardiovascular diseases[J]. Int J Environ Res Public Health, 2010, 7(8):3150-3195.

[74]Scalise J J, Ginter E J, Gerstein L H. Amultidimension loneliness measure[J]. Journal of Personality Assessment,1984,48:525-530.

[75]Schmidt N, Sermat V. Measuring loeliness in different relationships [J]. Journal of Personality and Social Psychology,1983, 44:1038-1047.

[76]Seligman M P. Positive psychology:an introduction[J]. American Psychologist, 2000,55(1):5-14.

[77]Sikka R X F, Aubert R E. Estimating medication adherence using administrative claims data[J]. Am J Manag Care, 2005, 11:449-457.

[78]Simpson E, Beck C, Richard H, et al. Drug prescriptions after acute myocardial infarction: dosage, compliance, and persistence[J]. Am Heart J, 2003, 145(3):438-444.

[79]Steiner J F, Prochazka A V. The assessment of refill compliance using pharmacy records: methods, validity, and applications[J]. J Clin Epidemiol, 1997, 50(1):105-116.

[80]Stewart S, Jenkins A, Buchan S, et al. The current cost of heart failure to the national health service in the UK[J]. Eur J Heart Fail, 2002, 4(3):361-371.

[81]Sun Q, Meng Q, Yip W, et al. DOT in rural China: experience from a case study in Shandong Province, China[J]. Int J Tuberc Lung Dis, 2008, 12 (6):625-630.

[82]Suniya S L,Dante C. The construct of resilience: implications for interventions and policies[J]. Development and Psychopathology,2000,12(4): 857-885.

[83]Svarstad B L, Chewning B A, Sleath B L, et al. The Brief Medication Questionnaire: a tool for screening patient adherence and barriers to adherence[J]. Patient Educ Couns, 1999, 37(2):113-124.

[84]Tangka F K, Trogdon J G, Richardson L C, et al. Cancer treatment cost in the United States: has the burden shifted over time? [J]. Cancer, 2010, 116(14):3477-3484.

[85]Thompson K, Kulkarni J, Sergejew A A. Reliability and validity of a new Medication Adherence Rating Scale (MARS) for the psychoses[J]. Schizophr Res, 2000, 42(3):241-247.

[86]Tompkins C P, Altman S H, Eilat E. The precarious pricing system for hospital services[J]. Health Aff, 2006, 25(1):45-56.

[87]Uma G G,Robert E C. The theory and applications of Delphi Technique: a bibliography (1975-1994)[J]. Technological Forecasting and Social Change, 1996(53):185-211.

[88]Urquhart J. Patient non-compliance with drug regimens: measurement, clinical correlates, economic impact[J]. Eur Heart J, 1996, 17 (Suppl A): 8-15.

[89]Veenhoven R, Hagerty M. Rising happiness in nations 1946-2004 [J]. Social Indicators Research,2006(79):421-436.

[90]Vermeire E, Hearnshaw H, Van Royen P, et al. Patient adherence to treatment: three decades of research. A comprehensive review[J]. J Clin Pharm Ther, 2001,26(5):331-342.

[91]Vincenzi H,Grabosky E. Measuring the emotional/social aspects of loneliness and isolation[J]. Journal of Social Bebavior and Personality,1987,2 (2):257-270.

[92]Wang H M,Patrick D L,Edwards T C,et al. Validation of the EQ-5D in a general population sample in urban China[J]. Qual Life Res,2012,21(1): 155-160.

［93］Wang L，Liu J，Chin D P. Progress in tuberculosis control and the evolving public-health system in China[J]. Lancet，2007，369(9562):691-696.

［94］Wang Y C，Mcpherson K，Marsh T，et al. Health and economic burden of the projected obesity trends in the USA and the UK[J]. Lancet，2011，378(9793):815-825.

［95］Weil T P. Comparisons of medical technology in canadian，german，and us hospitals[J]. J Healthc Manage，1995，40(4):524.

［96］Welte T，Torres A，Nathwani D. Clinical and economic burden of community-acquired pneumonia among adults in Europe[J]. Thorax，2012，67(1):71-79.

［97］Whiteford H A，Degenhardt L，Rehm J，et al. Global burden of disease attributable to mental and substance use disorders:findings from the Global Burden of Disease Study 2010 [J]. Lancet，2013，382(9904):1575-1586.

［98］Wolf D A，Freedman V A，Ondrich J I，et al. Disability trajectories at the end of life:a "Countdown" model[J]. Journals of Gerontology，2015，70(5):745.

［99］Xu B，Dong H J，Zhao Q，et al. DOTS in China-removing barriers or moving barriers? [J]. Health Policy Plan，2006，21(5):365-372.

［100］Xu W，Lu W，Zhou Y，et al. Adherence to anti-tuberculosis treatment among pulmonary tuberculosis patients: a qualitative and quantitative study[J]. BMC Health Serv Res，2009，9:169.

［101］Yao S，Huang W H，Hof S，et al. Treatment adherence among sputum smear-positive pulmonary tuberculosis patients in mountainous areas in China[J]. BMC Health Serv Res，2011，11:341.

［102］Younossi Z M，Blissett D，Blissett R，et al. The economic and clinical burden of nonalcoholic fatty liver disease in the United States and Europe [J]. Hepatol，2016，64(5):1577-1586.

［103］Zhao P，Li X J，Zhang S F，et al. Social behavior risk factors for drug resistant tuberculosis in mainland China: a meta-analysis[J]. J Int Med Res，2012，40(2):436-445.

［104］Zhou C，Chu J，Liu J，et al. Adherence to tuberculosis treatment among migrant pulmonary tuberculosis patients in Shandong，China: a quantitative survey study[J]. PLoS One，2012，7(12):e52334.

[105]Zimmer Z，Martin L G，Nagin D S，et al. Modeling disability trajectories and mortality of the oldest-old in China[J]. Demography，2012，49(1)：291-314.